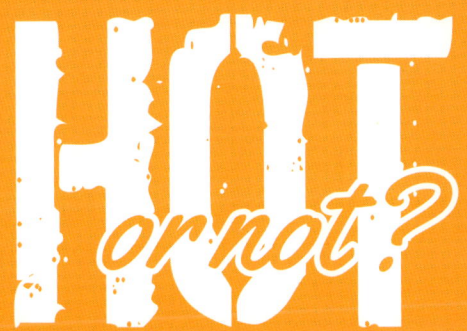

Bibliografische Information der Deutschen Nationalbibliothek:
Die Deutsche Nationalbibliothek verzeichnet diese Publikation in der Deutschen Nationalbibliografie; detaillierte bibliografische Daten sind im Internet über http://d-nb.de abrufbar.

Wichtiger Hinweis
Sämtliche Inhalte dieses Buches wurden – auf Basis von Quellen, die der Autor und der Verlag für vertrauenswürdig erachten – nach bestem Wissen und Gewissen recherchiert und sorgfältig geprüft. Trotzdem stellt dieses Buch keinen Ersatz für eine individuelle Fitnessberatung und medizinische Beratung dar. Wenn Sie medizinischen Rat einholen wollen, konsultieren Sie bitte einen qualifizierten Arzt.
Der Verlag und der Autor haften für keine nachteiligen Auswirkungen, die in einem direkten oder indirekten Zusammenhang mit den Informationen stehen, die in diesem Buch enthalten sind.

Für Fragen und Anregungen:
info@rivaverlag.de

Originalausgabe
1. Auflage 2016
© 2016 by riva Verlag, ein Imprint der Münchner Verlagsgruppe GmbH
Nymphenburger Straße 86
D-80636 München
Tel.: 089 651285-0
Fax: 089 652096

© 2015 RTL II, Lizenz durch RTL2 Fernsehen GmbH & Co. KG

Wissenschaftliche Beratung: Christian Kierdorf
Umschlaggestaltung: Christoph Dirkes · mediathletic bild + design · www.mediathletic.com
Umschlagabbildungen vorne: David Klammer/laif
Umschlagabbildung hinten: © RTL II/Stefan Behrens
Lektorat: Klaus Bartelt
Layout und Satz: Christoph Dirkes · mediathletic bild + design · www.mediathletic.com
Bildbearbeitung: Yorck Schultz · mediathletic bild + design · www.mediathletic.com
Druck: Florjančič tisk d.o.o., Slowenien
Printed in Germany

ISBN Print 978-3-86883-566-3
ISBN E-Book (PDF) 978-3-86413-757-0
ISBN E-Book (EPUB, Mobi) 978-3-86413-758-7

Weitere Informationen zum Verlag finden Sie unter
www.rivaverlag.de
Beachten Sie auch unsere weiteren Verlage unter
www.muenchner-verlagsgruppe.de

PATRICK SCHUMANN

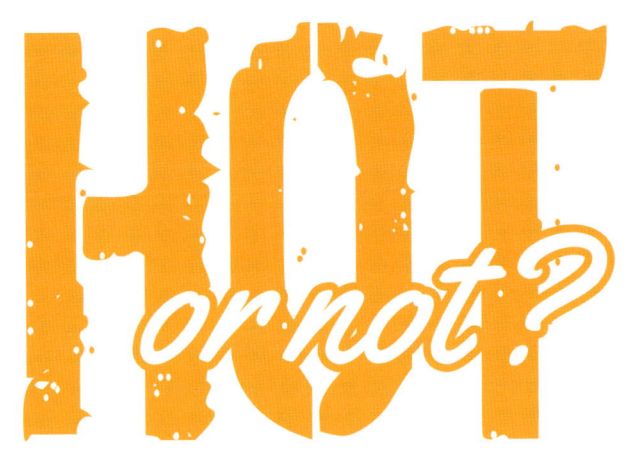

HOT
or not?

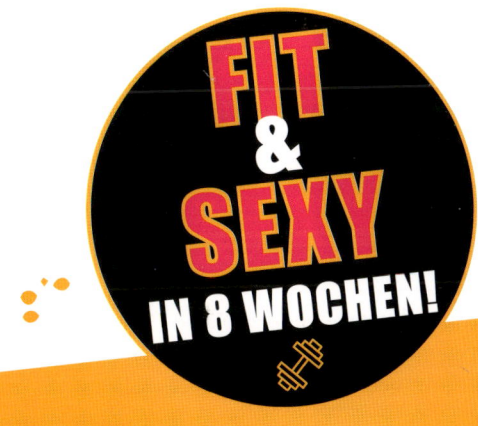

FIT
&
SEXY
IN 8 WOCHEN!

Trainingsprogramme für
Männer und Frauen, für zu Hause und im Studio

riva

INHALT

EINLEITUNG
PATRICKS POWER-PRINZIP

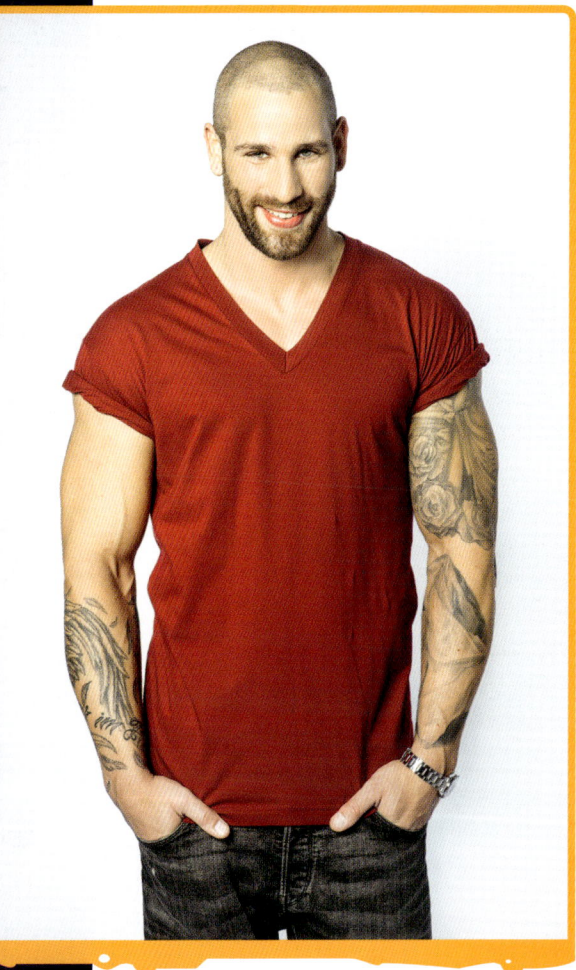

Hi da draußen! Ich bin's, Patrick, und wenn du diese Zeilen liest, hast du wahrscheinlich eine der besten Entscheidungen überhaupt getroffen, wenn es darum geht, etwas für deinen Körper zu tun. Dieses Fitnessbuch habe ich geschrieben, um dir dabei zu helfen, dich dauerhaft fit zu halten und gesund zu bleiben.

Wie ich dazu gekommen bin? Das habe ich unter anderem meiner Verlegerin Petra zu verdanken. Sie war eine Kundin von mir, die ich trainiert habe. Und weil ihr meine Art, Menschen zu motivieren und sie zum Sport zu animieren, so gut gefallen hat, kam sie auf die Idee, mit mir als Autor ein Fitnessbuch auf den Markt zu bringen. Das Ergebnis hältst du hier in den Händen.

Wenn du deine Muskeln ein bisschen auf Vordermann bringen und überhaupt körperlich fitter werden möchtest und dabei noch richtig gut drauf sein willst – dann bist du bei mir genau richtig. Vielleicht kennst du mich und ein paar meiner Leute schon aus dem Fernsehen. Oder vielleicht hat dir jemand von mir erzählt. Ganz egal. Jedenfalls sollst du wissen, dass ich mich schon eine ganze Weile mit Muskelaufbau, Body Shaping und Krafttraining beschäftige. Ich hab da schon viel gesehen und gemacht. Manches davon würde ich heute offen gesagt als großen Blödsinn bezeichnen. Aber hey, aus Fehlern lernt man.

Du lernst aber noch besser, wenn du das, was andere schon als Fehler entdeckt haben, gleich weglässt. Und dich auf die guten Sachen konzentrierst. Deshalb hab ich dieses Buch geschrieben. Da findest du alles drin, was für dich wichtig ist, wenn du ins Training einsteigen willst. Egal, ob im Studio oder zu Hause. Wenn du dich an meine Tipps hältst, kannst du von vornherein schon viele Fehler vermeiden. Aber keine Sorge – ich guck dir nicht dauernd auf die Finger. Da bleibt schon genug Platz, um deine eigenen Erfahrungen zu machen. Nur da, wo es wichtig ist, werde ich deutlich sagen, wo's langgeht. Falsche Körperhaltungen beim Trainieren können ganz fix ziemlich schmerzhaft sein, und falsche Ernährung kann dich langfristig echt fertigmachen. Ich geb dir die Tipps gern, aber du musst dich dann auch dran halten. Ist das ein Deal? Du bist ja sonst auch grad dabei, Verantwortung für deinen Körper zu übernehmen.

Jetzt sag ich dir aber noch etwas: Gut aussehen wollen wir alle. Aber gut aussehen allein bringt es nicht. Wenn du trotz heißem Sixpack ein Kotzbrocken bist, wird's immer schwierig sein, echte Kumpels zu finden. Und wenn du zwar eine Top-Bikini-Figur hast, aber immer nur dich selbst im Spiegel anschaust … tja. Wer wird da wohl mit dir durch dick und dünn gehen wollen? Achte mal drauf: Beliebt zu sein und ehrlich respektiert zu werden, hat unheimlich viel mit guter Ausstrahlung zu tun. Und die fängt im Kopf an und im Umgang mit anderen. – So viel mal dazu.

Du kannst gleich damit anfangen, ein paar Übungen zu probieren, und dir dann einen passenden Trainingsplan aussuchen. Ob du Muskeln aufbauen, einfach dein Gewicht halten oder Körperfett reduzieren möchtest, du findest hier garantiert, was du brauchst. Aber klar: Einfach die Übungen durchzublättern macht niemanden zum Superhelden. Dann bist du eher ein Comicleser, der Bildchen guckt. Du musst schon mit den Workouts starten, und

am besten gleich. Überleg dir einfach, ob du zu Hause oder im Studio trainieren willst, und dann suchst du dir den entsprechenden Trainingsplan bei Joleen, Anna, Chris oder mir heraus. Joleen und ich trainieren immer im Studio und Anna und Chris zu Hause. Ich habe die Trainingspläne für alle selbst geschrieben und hier für dich reingestellt. Ich weiß, dass da auch etwas für dich dabei ist, mit dem du direkt anfangen kannst!

Wenn du neben dem Training noch meine Ernährungstipps befolgst, wirst du zur richtigen Maschine – beziehungsweise einen echt geilen Strandkörper kriegen, je nachdem, was du erreichen willst. Selbst die neue Ernährung kannst du locker umsetzen. Vielleicht hast du ja schon mal gesehen, wie ich selbst mein Leben führe: Ich gehe es auch mal entspannt an und trinke mit Bruno und Steffen ein Kölsch, gehe feiern oder hänge einfach nur auf dem Sofa herum und zocke eine Runde. Und eine Pizza oder ein Donut sind ebenfalls mal drin. Trotzdem bin und bleibe ich fit. Wie das geht, verrate ich dir im Kapitel mit den Ernährungsgeheimnissen. Das Wichtigste ist aber, dass du die Trainings- und Ernährungspläne auch durchziehst. Dafür habe ich mir ja die Mühe gemacht und sie dir ins Buch gepackt. Halt dich daran und du kannst auch so ein geiles Leben führen. Das klingt doch alles ziemlich einfach, oder? Na, dann hau jetzt rein!

KRAFTTRAINING IST NICHT NUR FÜR MEHR MUSKELN GUT

- Du verbrennst Kalorien.
- Du baust Fett ab.
- Du kannst mehr essen, ohne dick zu werden.
- Du wirst seltener krank.
- Du siehst besser aus.

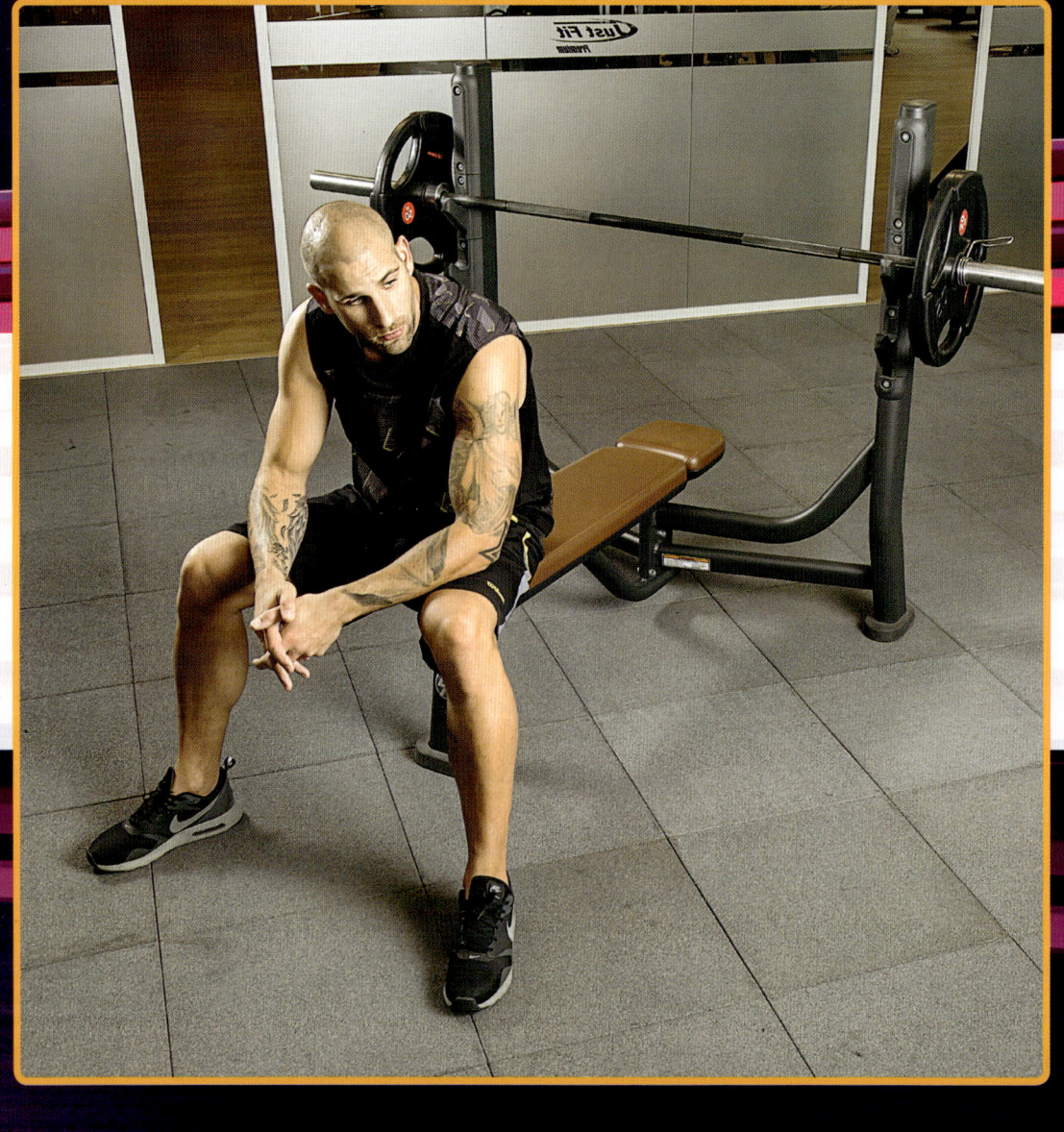

TEIL 1

TRAININGSREGELN, WARM-UP UND STRETCHING

Für ein gutes Training brauchst du etwas Grundwissen.
Das hab ich dir hier knapp zusammengefasst und aufgeschrieben:
acht Grundregeln, ein paar Infos, ein effektives Warm-up und
ein gutes Stretching.

That's it.

DIE ACHT GRUNDREGELN
FÜR EIN ERFOLGREICHES TRAINING

TRAININGSREGEL 1:
MACH EINFACH

Klar, am Anfang ist es erst mal komisch, ein neues Trainingsprogramm zu starten. Mit dem »in die Gänge kommen« hab ich auch manchmal Probleme. Aber dann stell ich mir nur vor, wie geil es ist, aktiv zu sein und zu trainieren. Das Blut, das die Muskeln aufpumpen lässt; meine Freunde im Studio treffen; danach das gute Gefühl, etwas getan zu haben – das macht mir auch jetzt schon wieder Bock auf Training.

Zu welcher Tageszeit du trainierst, ist übrigens nicht wichtig. Es gibt Trainer, die sagen, morgens sei es besser zu trainieren als abends. Das mag ja sein, aber wenn ich morgens keine Zeit habe, dann lasse ich doch nicht das Training ganz ausfallen, obwohl ich abends Zeit habe! Training ist dann, wenn ich mir Zeit dafür nehmen kann – egal ob morgens, mittags oder abends.

Du brauchst dich jetzt nicht eingeschüchtert zu fühlen, von wegen »Der Patrick trainiert ja auch schon jahrelang, dem fällt das leicht« oder »Du kannst ja auch schon viel mehr Gewicht heben«. Das stimmt zwar alles, aber auch ich habe mal ganz neu angefangen. Ich wäre ja heute nicht an diesem Punkt, wenn ich nicht irgendwann damit begonnen hätte. Und glaub mir: Es ist scheißegal, wann du loslegst – wichtig ist nur, dass du es tust!

Als ich angefangen habe, hatte ich auch Probleme, regelmäßig zum Training zu gehen. Ich war 14 Jahre alt, als ich den Kampfsport

für mich entdeckt habe, was damals schon echt eine krasse Nummer war, denn in meinem ersten Kurs war ich der Älteste. Viele fangen schon sehr früh mit einer Sportart an, an der sie dranbleiben, damit sie darin auch erfolgreich werden. Und jetzt stell dir mal den 14-jährigen Patrick vor, also mich, wie ich da schlaksig und untrainiert als ältester Teilnehmer in einem Kampfsport-Kurs voller Kids stand. Was glaubst du, ist passiert? Ich hab abgeloost. Aber so richtig! Die Kiddies in dem Kurs waren mir schon weit voraus und haben mir erst mal gezeigt, wie man richtig kämpft. Die hatten in ihrem Alter schon einen besseren und trainierteren Körper als ich. Ich war kurz davor, die Sache an den Nagel zu hängen, weil ich mich gefühlt habe wie der letzte Loser und bald keinen Bock mehr aufs Training oder irgendwelche Workouts hatte. Aber mein Trainer Wotan hat mir immer wieder Mut gemacht, mir klargemacht, dass auch die anderen Jungs mal angefangen haben.

Wotan hat mich getriezt, mich gepusht und mir viele Übungen gezeigt, mit denen ich mich nicht nur optimal aufs Kampftraining vorbereiten konnte, sondern die quasi ein Ganzkörper-Workout für Muskelaufbau und Kondition waren. Wotan hat mir auch erklärt, dass es nicht das Wichtigste ist, immer bis an seine Leistungsgrenze zu kommen. Wichtiger ist, immer dranzubleiben. Und wenn du dich mal nicht so gut fühlst, machst du eben eine leichtere Übung. Die Hauptsache ist, dass du überhaupt etwas machst. Ich kann mich erinnern, dass ich rumgejammert hab, die Übungen seien zu schwer für mich. Rückblickend war das Pipifax. Da hat Wotan dann immer Folgendes gesagt: »Patrick, ich glaube an dich. Du kannst das und du schaffst das. Du musst nur dranbleiben. Nicht aufgeben. Mach einfach, dann klappt das.«

TRAININGSREGEL 2:
ACHT WOCHEN GAS GEBEN

Ich habe dir in diesem Buch einige Trainings-pläne aufgeschrieben. In anderen Büchern oder im Internet gibt es noch Tausende von weiteren Plänen. Es geht hier gar nicht mal darum, ob meine Trainingspläne besser oder schlech-ter sind als die von anderen Trainern. Man muss seinen Trainingsplan eh mal wechseln. Aber Achtung: Man darf auch nicht ständig wechseln!

»Acht Wochen Gas geben« ist die goldene Regel. Das ist die Zeit, die der Körper braucht, um Veränderungen vornehmen zu können. Wechselst du vorher den Trainingsplan, passiert nichts. Machst du zu lange den gleichen Plan, passiert zwar etwas, aber irgendwann auch nicht mehr.

Acht Wochen – das ist die perfekte Zeit, um Muskeln aufzubauen und schnell Fett zu verlieren. Das ist ein Ziel in absehbarer Zeit, das motiviert! In der ersten Woche gewöhnst du dich an die neuen Übungen. Das ist spannend und macht Spaß. In der zweiten Woche kommt dann die erste Steigerung, weil dein Körper die Übungen schon kennt. Während der dritten und vierten Woche denkt man üblicherweise darü-ber nach, mal wieder was Neues zu machen. Aber genau das ist der Punkt, an dem du am Ball bleiben musst! Die Nerven und die Muskeln reagieren erst nach einiger Zeit auf das Training mit mehr Muskelaufbau und weniger Fett.

Würde man ein ganzes Jahr bei denselben Übungen bleiben, würde nach circa drei Mo-naten nicht mehr viel passieren, weil sich der Körper zu sehr an den Ablauf gewöhnt hätte.

Acht Wochen – das sind zwei Monate. Halte dir das Ziel vor Augen, dann ist es ganz leicht, die acht Wochen durchzuziehen. So langweilig ist das auch gar nicht, denn Änderungen gibt es schon. Zwar sollst du nicht den ganzen Trai-ningsplan verändern, aber spätestens in Woche drei musst du die Intensität steigern, damit du richtige Reize hast.

TRAININGSREGEL 3:
HÖR AUF DEINEN KÖRPER

In der Woche drei und vier ist es nicht nur wichtig, dass du die Übungen, die der Trai-ningsplan vorgibt, beibehältst, sondern, dass du dazu noch die Intensität steigerst. Nimm mehr Gewicht oder wähle eine schwierigere Variante der Übung.

Man kann nicht pauschal sagen, dass du genau beim siebten Training die Intensität um exakt 10 Prozent erhöhen kannst oder sollst. Die Entwicklung ist von Mensch zu Mensch viel zu unterschiedlich, als dass man sie verallge-meinern könnte. Bei Anfängern gibt es eine viel schnellere Leistungssteigerung als bei fortgeschrittenen Sportlern, bei denen sich die Leistung nur noch langsam anpasst. Aber eines ist auch klar: Wer von null startet, kann sich nur verbessern. Wer aber schon gut ist, braucht etwas länger, um noch besser zu werden. Ich kann dir deshalb nicht sagen, wann du dich um wie viel Prozent steigern sollst. Entschei-dend ist nur, dass du dich steigern musst, um Muskeln auf- und Fett abzubauen beziehungs-weise um eine bessere Figur zu bekommen. Orientiere dich daran, wie du das Training nach eigenem Empfinden bewertest. Wenn du es sehr anstrengend fandest, eine Übung zu machen, solltest du in der nächsten Woche beim gleichen Gewicht beziehungsweise der gleichen Übungsvariante bleiben. Wenn du eine Übung normal anstrengend fandest, erhöhst du das Gewicht (Studio) beziehungsweise wählst eine schwierige Variante oder hängst ein paar zusätzliche Wiederholungen oder Sekunden an (zu Hause) beim nächsten Training. Wenn du die Übung zu leicht fandest, musst du sie sofort schwerer machen.

Dieses »Auf seinen Körper hören« ist ganz wichtig beim Krafttraining. Das müsstest du sogar machen, wenn ich als Trainer neben dir stehen würde. Denn ich kann ja nicht in deinen Körper reingucken und sehen, ob die Anstrengung jetzt genug, zu wenig oder zu viel war. Das weißt nur du selbst. Überlege also nach einer Übung immer, ob dir der Schwierigkeitsgrad genügt hat oder ob du etwas verändern musst. Das fängt schon bei der Wahl der Gewichte und der richtigen Wiederholungszahl an.

TRAININGSREGEL 4:
GEWICHTE UND WIEDER-HOLUNGEN

Immer, wenn ich einen neuen Kunden beim Personal Training habe, will er viel Gewicht auflegen. Oder direkt die schwierigste Variante einer Übung ausprobieren. Das ist ja schön für die Leute, dass sie so neugierig sind. Aber sinnvoll ist es nicht. Wenn eine Übung zu schwer ist, führt man sie mit schlechter Technik aus. Dann kriegt man Schmerzen und schafft vor allem nicht die richtige Anzahl an Wiederholungen.

Ich habe dir ja nicht umsonst die richtige Wiederholungszahl in die Trainingspläne geschrieben. Für Jungs ist es die richtige Wiederholungszahl, um schnell Muskeln aufzubauen und Fett zu verlieren. Für die Girls ist es die richtige Wiederholungszahl, um schnell schlank zu werden und eine gute Figur zu halten. Die Frage ist dann eigentlich nur: Welches Gewicht (Studio) beziehungsweise welche Übungsvariante (zu Hause) musst du nehmen, um die vorgegebene Wiederholungszahl zu schaffen? Hier die Antwort: Du musst auf deinen Körper hören! Nimm das Gewicht, mit dem du die vorgegebene Wiederholungszahl im Trainingsplan schaffst und bei dem du danach das Gefühl hast, keine weitere Wiederholung mehr ausführen zu können. Dann hast du das richtige Trainingsgewicht beziehungsweise die richtige Übungsvariante für dich gefunden.

Das ist wirklich eine Gefühlssache. Ich kann dir hier nicht hinschreiben »Jungs mit 17 Jahren müssen beim Bankdrücken 50 kg und ab 18 Jahren 60 kg schaffen«. Dafür sind wir Menschen viel zu unterschiedlich.

Ich drücke zum Beispiel auch nur 80 kg. Das hört sich nach sehr wenig an, aber es geht mir auch nicht darum, einen Gewichthebe-Wettkampf zu gewinnen. Ich will fit sein und einen guten Body haben, das ist alles. Da kommt es nicht auf das Gewicht an oder darauf, wie spektakulär die Übung aussieht.

Scheiß also darauf, ob es nach wenig oder viel Gewicht aussieht. Oder ob die Übung cool oder läppisch wirkt. Wenn du dich mit 40 kg beim Bankdrücken wohlfühlst, dann ist doch alles gut. Und wenn du Liegestütze auf den Knien statt mit gestreckten Beinen machst, passt das auch! Deine Muskeln interessiert nicht, wie die Übung aussieht oder was andere Leute denken. Sie werden einfach wachsen, wenn es das höchste Gewicht ist, mit dem du die richtige Wiederholungszahl schaffst. Und der

Stoffwechsel wird sowieso angeregt. Das ist eh das Wichtigste beim Trainieren. Aber dazu mehr bei den Ernährungsgeheimnissen.

Nimm das Gewicht oder die Variante, mit der du dich wohlfühlst und an deine Grenze kommst.

Und dann versuchst du spätestens alle zwei Wochen, die Intensität zu erhöhen. So hast du eine richtig geile Trainingseinheit, die kurz und knackig ist. Wie kurz eine Trainingseinheit sein kann, erfährst du gleich.

FÜNF ULTIMATIVE TIPPS, UM AUS DEM SOFA ZU KOMMEN

- Einen Trainingspartner suchen. Wenn man eine Verabredung mit seinem Trainingspartner hat, fällt es schwer, ihm abzusagen, und man geht deshalb eher zum Training als allein.

- Fitnesszeitschriften, Fitnessbücher oder eigene motivierende Fotos auf den Couchtisch legen. Die Bilder der fitten Menschen erinnern dich an deine eigenen Ziele und motivieren dich zum Handeln.

- Wenn genug Zeit ist: tatsächlich kurz ausruhen auf der Couch und die Augen ruhig zumachen. Dabei tankt man Energie und kann danach wieder was reißen. Das machen Profisportler auch so.

- Einen Rhythmus finden. Wer sich zum Beispiel daran gewöhnt, nur eine Folge seiner Lieblingsserie zu schauen und danach trainieren zu gehen, wird die Gewohnheit weiter durchführen. Das klappt aber nur bei täglichen Ritualen. Wer nur zweimal die Woche trainieren geht, kann keinen Rhythmus beim Seriengucken finden und muss sich etwas anderes suchen.

- Der beste Tipp zum Schluss: Die Tasche morgens packen und direkt von der Arbeit/Schule/Uni/Ausbildung zum Training. Wer gar nicht erst in die Nähe der Couch kommt, bleibt auch nicht drin hängen.

TRAININGSREGEL 5:
45 MAGISCHE MINUTEN

Wie lange, denkst du, bin ich täglich im Studio? Drei Stunden? Vier Stunden? Fünf Stunden? Nix da: Ich trainiere gerade mal 45 Minuten. Für mich ist es fast wie Magie, dass ich in so kurzer Zeit eine so krasse Veränderung am Körper vornehmen kann: In 45 Minuten setze ich alle Stoffwechselvorgänge in Gang, die meine Muskeln schnell wachsen lassen und das Fett sofort verbrennen. Ich kann deshalb nur jedem empfehlen, auch so lange zu trainieren.

Ich kann dir natürlich nicht vorschreiben, wie lange und an welchem Ort du dich aufhalten sollst. Ich kann dir nur eine Empfehlung aussprechen, mehr nicht. Wenn du zum Beispiel riesigen Spaß mit deinen Freunden im Studio hast, dann ist es super, wenn du zwei Stunden im Studio bist. Und wenn du mal kaum Zeit zum Training hast, dann ist es überragend, wenn du nur 15 Minuten zu Hause trainierst. Es ist auch egal, ob du mal im Studio und mal zu Hause trainierst. Es kommt immer darauf an, dass du überhaupt trainierst!

Aber wenn du auf die Zeit achten willst, dann halte dich an 45 Minuten – das Warm-up ist nicht mitgerechnet! In den 45 Minuten passiert alles, was du brauchst: Du regst den Stoffwechsel an, die Muskeln werden zum Wachsen gebracht und die Fettverbrennung wird gezündet. Alles, was danach kommt, ist vielleicht für harte Bodybuilder, Vereinssportler oder Ausdauerläufer gut. Wer aber wie wir einfach fit sein und gut aussehen will, der haut sein Training in 45 Minuten weg.

Insgesamt sind 60 Minuten Training – ob zu Hause oder im Studio – die perfekte Zeit.

5 Minuten Aufwärmen, 45 Minuten Krafttraining und 10 Minuten zum Umziehen vor und nach dem Training. Wenn du nach dem Krafttraining noch Bock auf eine Runde Ausdauer hast, dann hau rein! Je mehr Bewegung, umso besser. Für das Krafttraining aber sind 45 Minuten ideal.

Alle Trainingspläne sind auf 30–45 Minuten ausgelegt. Natürlich dauert nicht jedes Training exakt 45 Minuten. Es können mal 36 Minuten oder mal 48 Minuten sein, das ist völlig egal. Die 45 Minuten sollen ja nur ein Richtwert sein. Wenn du richtig gut drauf bist und das Training im »Beast Mode« durchziehst, dann brauchst du vielleicht auch nur 29 Minuten. Und ich sage dir: Das reicht!

Bei allen Empfehlungen zu Zeit und Training, denk immer an die Trainingsregel Nummer 1: Mach einfach! Selbst 15 Minuten Training sind effektiver, als gar nichts zu tun! Was meinst du, wie oft ich nur Zeit für ein paar Sätze und Wiederholungen habe? Aber mein Körper dankt mir die Bewegung und den kleinen Stoffwechsel-Kick.

Nur bei einer Sache darfst du keine Zeit sparen: beim Aufwärmen. Das Aufwärmen gehört fest zum Training dazu. Es gibt bei mir kein Training ohne Aufwärmen. Wieso das so ist, erzähle ich dir jetzt:

TRAININGSREGEL 6:
AUFWÄRMEN

Stell dir vor, du würdest das Aufwärmen weglassen und direkt an die Kraftübungen gehen. Wäre das schlimm? Ja, das wäre ziemlich schlimm! Du könntest die Übungen vielleicht machen, aber sie wären nicht so effektiv wie mit Aufwärmen – und ganz schön gefährlich! Jeder weiß, dass Aufwärmen vor Verletzungen

schützt. Das ist so. Aufwärmen macht die Muskeln geschmeidig und »ölt« die Gelenke. Außerdem schärft ein Warm-up auch deine Sinne und die Bewegungssteuerung. Du kannst Bewegungen besser koordinieren und machst deshalb weniger Fehler, die zu Verletzungen führen könnten.

Ein gutes Warm-up bringt dich in den »Beast Mode«. In diesem Zustand holst du alles aus dir heraus. Du kannst mehr Gewicht bewegen, mehr Wiederholungen machen und bist wacher. Ein Training mit vorangegangenem Aufwärmen bringt dir einfach viel mehr Muskeln und verbrennt mehr Fett, als wenn du es weglässt.

Es ist also aus mehreren Gründen dumm, das Aufwärmen wegzulassen. Du solltest nie direkt mit Vollgas an die Übungen gehen. Nicht nur, weil du dir sonst leicht eine Zerrung oder einen Muskelfaserriss holst, sondern weil du echt viel Muskelwachstum verpasst und weniger Fett verbrennst.

Also tu mir (und vor allem dir) bitte den Gefallen und wärme dich immer gründlich auf, vor jedem Training. Egal, wie kurz das Training ist, und egal, wie wenig Zeit du hast: Das Aufwärmen darf niemals fehlen! Ich habe dir deshalb auch mein typisches Aufwärmprogramm aufgeschrieben. Das dauert gerade mal fünf Minuten. Danach dehne ich mich noch kurz und dann bin ich in nur zehn Minuten bereit für das beste Training meines Lebens!

Gerade weil die Aufwärmübungen so leicht sind, kannst du sie überall durchführen. Im Studio, zu Hause, im Urlaub, in der Mittagspause – es spielt keine Rolle, wo du bist. Vielleicht hilft's dir, dabei immer an Trainingsregel 1 zu denken: »Mach einfach!«
Und wenn es dir beim Motivieren hilft: Ich habe

selbst Joleen davon überzeugen können, das Aufwärmprogramm durchzuziehen. Sie ist ja immer sehr motiviert und ungeduldig und will am liebsten gleich loslegen. Aber auch ihr ist mittlerweile klar, wie wichtig es ist, sich vernünftig aufzuwärmen. Auch wenn sie sich ungern belehren lässt, wie ihr sicher wisst.

TRAININGSREGEL 7:
ACHTE AUF DEINEN KÖRPER

Ein Motorradschrauber wie zum Beispiel Alex kennt den Grundaufbau eines leistungsstarken Motorrads genau. Er weiß exakt, wo und wie er an der Maschine herumschrauben muss, um den gewünschten Effekt zu erzielen. Sei es eine bessere Leistung, eine Reparatur, was auch immer. Wenn er den Aufbau nicht kennen würde, würde er nicht daran arbeiten, weil sonst eher etwas kaputtgehen würde, als dass er das Motorrad verbessert. Genauso musst du auch an die Arbeit mit deinem Körper herangehen. Bevor du daran arbeitest, solltest du ihn gut kennenlernen, weil du sonst auch mal etwas kaputt machen könntest.

Dein Körper besteht aus Hunderten von Muskeln. Wenn es darum geht, sich eine gute Figur anzutrainieren, sind nur ein paar davon wichtig. Du musst deine Gesichts- oder Fußmuskeln zum Beispiel nicht trainieren. Wir können die für unser Ziel wichtigen Muskeln in Ober- und Unterkörpermuskeln unterscheiden. Zur Oberkörpervorderseite gehören die Arm-, Brust-, Nacken-, vorderen Schulter- und Bauchmuskeln. Die Oberkörperrückseite könnte man auch »Rücken« nennen, aber der Begriff ist noch etwas zu allgemein. Man teilt den Rücken in mehrere Bereiche auf: den oberen, mittleren und unteren Rücken. Die Nacken- und hinteren Schultermuskeln sitzen ganz oben. Wenn ich nur von »Rückenmuskeln« spreche, meine ich

den mittleren Teil. Die untere Rückenmuskulatur ist ein besonderer Bereich. Das ist der Bereich, wo viele Leute Schmerzen haben. Man nennt diese Zone auch die »Lendenwirbelsäule« oder das »Kreuz«. Auf den unteren Rücken musst du gut achten, weil eine Fehlhaltung an dieser Stelle wirklich zu Schmerzen führen kann. Achte deshalb gut auf die Beschreibungen bei den Übungen.

Deine Nacken- und seitlichen Schultermuskeln liegen am Kopf und Schultergürtel. Mit den Schultern beginnen auch die Arme. Den Bizeps als Armmuskel kennt fast jeder. Auf der Rückseite des Bizeps liegt der Trizeps. Die Unterarmmuskeln brauchst du nicht extra trainieren, weil sie durch die anderen Übungen ausreichend mittrainiert werden.

Der Unterkörper wird auch oft knapp »Beine« genannt. Aber da gibt es ebenfalls viele unterschiedliche Bereiche. Dein Gesäß zum Beispiel ist der größte Muskel des Körpers, der auch an den meisten Bewegungen direkt beteiligt ist. Wenn du übrigens einen knackigen Po haben willst, dann musst du vor allem Kniebeugen (siehe Seite 36, 50, 76, 88, 102, 112), Ausfallschritte (siehe Seite 104, 113) und Step-ups (siehe Seite 89, 127) machen.

Wir unterscheiden noch die Oberschenkel von den Unterschenkeln. Die Oberschenkelvorderseite ist an anderen Bewegungen beteiligt als die Oberschenkelrückseite. Bei den Unterschenkeln spricht man auch von den Waden.

Ich zeige dir hier anhand einiger beispielhafter Übungen, wo du an deinem Körper etwas spüren solltest und wo nicht.

ÜBUNG	SO FÜHLT ES SICH RICHTIG AN	DAS SOLLTEST DU NICHT SPÜREN
Planke (siehe Seite 68, 95, 114, 118, 120)	Bauch, Schultern und Brust	unterer Rücken
Bankdrücken (siehe Seite 42)	Brust, vordere Schultern, Trizeps	Stechen in der Schulter
Liegestütz (siehe Seite 90, 94)	Brust, Schultern, Trizeps, ein bisschen Bauch und Beine	unterer Rücken
Kniebeuge (siehe Seite 36, 50, 76, 88, 102, 112)	Oberschenkelvorder- und Rückseite, Gesäß, unterer Rücken und ein bisschen Waden	Stechen oder Schmerzen in den Knien oder im unteren Rücken
Wadenheben (siehe Seite 53, 79, 105, 129)	Waden	Stechen oder Schmerzen in den Knien oder in den Fußgelenken
Rudern (siehe Seite 38, 46, 63, 74, 91, 98, 100, 122)	Rückenmuskeln, Bizeps	Nacken und Halswirbel

TRAININGSREGEL 8:
CHILL MAL 'NE RUNDE

Ich rede hier die ganze Zeit davon, wie wichtig es ist, das Training wahrzunehmen, dabei geschieht das eigentliche Muskelwachstum in einer ganz anderen Phase: Die Muskeln wachsen erst in der Zeit danach, wenn man eine Pause macht. Das Training löst das Muskelwachstum nur aus, das Wachstum selbst passiert dann beim Essen, Chillen oder Schlafen danach. Es ist deshalb wichtig, sich auch die nötige Pause zu nehmen, die der Körper braucht. Zu viel Training kann tatsächlich sehr ungesund sein. Nicht nur, dass das Muskelwachstum ausbleibt. Man ist auch noch müde, träge und appetitlos. Dieser Zustand nennt sich »Übertraining«.

Ich war auch einmal im Übertraining. Zu der Zeit war ich noch kein Trainer und bin fast täglich ins Studio gegangen. Ich habe einfach drauflos trainiert, weil ich wollte, dass alles möglichst schnell geht. Anfangs habe ich auch noch gute Fortschritte gemacht. Aber irgendwann ist gar nichts mehr passiert und es ging mir richtig schlecht. Ich bin zwar weiter zum Training gegangen, habe mich aber gar nicht mehr darauf gefreut und die Übungen wie ein Zombie durchgezogen. Zu Hause war ich dann nur noch müde und habe ein paar Scheiben trockenes Brot gegessen. Auf mehr hatte ich gar keinen Hunger. Irgendwann wurde ich dann mal von meiner damaligen Freundin auf meine schlechte Laune und Gereiztheit angesprochen. Das war, noch lange bevor ich Personal Trainer war, damals habe ich einfach noch nicht wirklich gewusst, was ich da tue. Mir ist auch gar nicht aufgefallen, wie schräg ich drauf war. Ich habe nur ans Training gedacht, an sonst nichts.

Aber als mich dann noch andere Freunde auf meine miese Laune angesprochen haben, fiel mir dann doch etwas auf. Also bin ich ins Studio gegangen und hab mich mit einem Trainer zusammengesetzt. Die Lösung war, dass wir meinen kompletten Trainingsplan umgestellt und von sieben Tagen Training auf drei Tage zusammengestrichen haben. Ich war am Anfang voll skeptisch und hatte unheimlich Angst, Muskelmasse zu verlieren. Aber der Trainer hat mir erklärt, dass es dazu absolut keinen Grund gab, und mir Mut gemacht. Und er hatte komplett recht.

Es war unglaublich: Ich habe mich nach nur einer Woche viel besser gefühlt. Ich hatte wieder Energie, habe mehr gelacht und auch mehr gegessen. Und das Beste war: Ich habe wieder viel krassere Fortschritte beim Training gemacht als vorher. Der Tipp damals war Gold wert: Ich war einfach nur im Übertraining gewesen.

Deshalb chille ich heute auch mal bewusst im Sinne des Trainings. Nach jedem Trainingstag mit Kraftübungen (egal, ob mit Gewichten oder dem eigenen Körpergewicht) solltest du erst mal einen Tag warten, bis du die nächste Trainingseinheit machst. In den Trainingsplänen in diesem Buch ist das auch alles berücksichtigt, also musst du dir darum eigentlich wenig Gedanken machen. Merk dir das aber für die Zukunft, damit du nicht auch irgendwann ins Übertraining kommst. Fühlt sich echt nicht gut an.

Eine Pause heißt aber nicht nur, mal einen Tag kein Krafttraining zu machen, sondern auch, genug zu schlafen. Das meiste Muskelwachstum und die meiste Fettverbrennung geschehen im Schlaf! Man denkt ja eigentlich, dass im Training alles läuft. Aber das ist wie gesagt nur die Zündung. Vor allem im Schlaf passieren dann alle wichtigen Prozesse. Ich versuche, jede Nacht sieben Stunden zu schlafen. Das soll die beste Zeit sein, wenn man jung ist, und danach fühle ich mich auch fit morgens.

Wenn ich dir also sage »Chill mal 'ne Runde«, meine ich damit, du sollst erstens trainingsfreie Tage haben und zweitens genug schlafen. Chill deine Base und lass die Sache ruhig angehen, dann geht es bald ab bei dir.

Apropos abgehen: Ich hab dir jetzt genug Theorie erzählt. Jetzt geht es für dich erst mal ans Training. Wähle einen Trainingsplan, der zu dir passt, und schau dir die Übungen dazu genau an. In ein paar Wochen erhöhst du dann die Schwierigkeit. Nach acht Wochen wirst du super Fortschritte feststellen!

ZUSAMMENFASSUNG DER TRAININGSREGELN

Hier habe ich die Trainingsregeln noch mal kurz für dich zusammengefasst, damit du sie dir leicht merken kannst:

1. Mach einfach! Du musst nicht immer ein Weltmeister-Workout machen. Hauptsache ist, du machst überhaupt ein Workout!

2. Nimm dir acht Wochen als Ziel, in denen du immer denselben Trainingsplan befolgst. Ändere in dieser Zeit nur die Intensitäten (mehr Gewicht im Studio, schwierigere Variante oder mehr Wiederholungen/Zeit zu Hause), nicht die Übungen.

3. Wann du die Intensität erhöhst und wie stark, sagt dir dein Körpergefühl.

4. Nimm immer so viel Gewicht beziehungsweise wähle eine Übungsvariante, bei der du nach der letzten Wiederholung das Gefühl hast, keine weitere Wiederholung mehr zu schaffen.

5. 60 Minuten sind die optimale Trainingszeit: 10 Minuten Ankommen und Umziehen, 5 Minuten Warm-up, 45 Minuten Krafttraining.

6. Wärme dich immer vor dem Training auf, ohne Ausnahme!

7. Spüre, welche Muskeln trainiert werden, und vermeide stechende Schmerzen in den Gelenken.

8. Muskeln wachsen in den Pausen nach dem Training und im Schlaf. Bau dir deshalb genug trainingsfreie Tage ein und schlafe mindestens sieben Stunden pro Nacht.

STUDIO ODER ZU HAUSE?

Überlegst du dir, ins Studio zu gehen oder zu Hause zu trainieren? Diese Entscheidung kann ich dir nicht abnehmen, weil da viele Faktoren eine Rolle spielen. Viele denken beim Studiotraining zum Beispiel erst einmal ans Geld. Es ist natürlich günstiger, zu Hause zu trainieren, weil die monatlichen Kosten wegfallen. Andererseits muss man zu Hause aber auch Platz für die Übungen haben und sich eventuell ein paar Kurzhanteln anschaffen. Im Studio hast du genug Platz und alle Geräte sind vorhanden. Die Geräte dort bieten zudem den Vorteil, dass man die Schwierigkeit ganz leicht und übersichtlich verstellen kann.

Beim Training zu Hause kannst du die Schwierigkeit verändern, wenn du die Übung selbst veränderst. Das ist Vor- und Nachteil zugleich. Manche Personen haben großen Spaß daran, einen größeren koordinativen Reiz beim Training zu haben. Andere wollen das Training einfach nur schnell hinter sich bringen (eigentlich schade), wieder andere wollen vor allem auf komfortable Art und Weise trainieren. Größter Vorteil beim Training zu Hause ist auf jeden Fall der Zeitfaktor. Anfahrt und Taschepacken fallen weg. Das hört sich traumhaft an – allerdings funktioniert es meistens nicht so einfach. Mit dem Zuhause verbindet man Entspannung. Es ist der Ort, an dem man abschalten kann vom Alltag, von Arbeit, Schule oder Studium. Das Sportprogramm an diesem Ort durchzuziehen bedeutet auch, dass man Stress in die eigenen vier Wände bringt, wo man aber gar nicht drauf eingerichtet ist. Deshalb können sich viele zu Hause nicht regelmäßig aufraffen. Ich habe aber auch schon Personen kennengelernt, die sich eine kleine Fitnessecke eingerichtet haben und problemlos an festen Terminen ihren Trainingsplan durchziehen.

Du siehst, es gibt Vor- und Nachteile auf beiden Seiten. Du musst nach persönlichen Vorlieben entscheiden, ob du lieber zu Hause oder im Studio trainierst. Die Übungen mit dem eigenen Körpergewicht können übrigens auch im Studio durchgeführt werden, man muss sie nicht zu Hause machen. Genauso ist es möglich, die Trainingspläne zu kombinieren: Wenn du zum Beispiel nur einmal pro Woche ins Studio kannst und sonst viel unterwegs bist und deshalb zu Hause trainieren willst, dann machst du einen Tag in der Woche Übungen im Studio und die anderen Tage Übungen mit dem eigenen Körpergewicht. Es interessiert die Muskeln wenig, wo du dich gerade aufhältst. Die freuen sich über jede Form von Bewegung.

Wenn dir eine Atmosphäre mit vielen Menschen, die die gleichen Ziele haben wie du, gefällt, dann geh im Studio trainieren. Dort kannst du auch die Intensität der Übungen komfortabel und übersichtlich verstellen.

Wenn dir Zeit und Finanzen wichtig sind, ist ein Training zu Hause womöglich die bessere Idee. Dazu musst du aber recht diszipliniert sein, weil die Komfortzone »eigene Wohnung« dich sonst häufig vom Training abhalten könnte.

ANFÄNGER ODER FORTGESCHRITTENER?

Es ist wichtig, dass du den richtigen Trainingsplan auswählst. Wenn du als Anfänger den Fortgeschrittenen-Trainingsplan wählst, weil du glaubst, dass dann deine Muskeln schneller wachsen, liegst du falsch. Es würde nur dazu führen, dass du schon nach wenigen Trainingseinheiten keine Lust mehr auf den Plan hast und abbrichst. Im schlimmsten Fall könntest du dich sogar verletzen.

Hier einige Hinweise, damit du dich besser einschätzen kannst:

Du bist Anfänger, wenn du noch nie Kraftübungen gemacht hast. Auch wenn du in einem Studio angemeldet bist oder warst, aber (bisher) nur drei Monate hingegangen bist, bist du noch Anfänger. Erfahrungen im Sportunterricht aus der Schule zählen leider nicht, da man sich hier nur über einen kurzen Zeitraum mit diesem Thema beschäftigt.

Du bist Fortgeschrittener, wenn du mindestens zwei Monate kontinuierlich Krafttraining gemacht hast. Wo du diese Erfahrung gesammelt hast, spielt keine Rolle. Zu Hause, in einem Verein, in einem Studio oder während eines Urlaubs – solange du regelmäßig Übungen über mindestens zwei Monate durchgeführt hast, kannst du dich fortgeschritten nennen und die Intensität steigern.

Wenn du das erste Mal Krafttraining mit diesem Buch machst, bist du Anfänger. Trainiere dann acht Wochen (zwei Monate) mit einem Anfänger-Trainingsplan. Du kannst auch Pläne für zu Hause und im Studio mischen. Nach den zwei Monaten wechselst du dann zu einem Fortgeschrittenen-Plan.

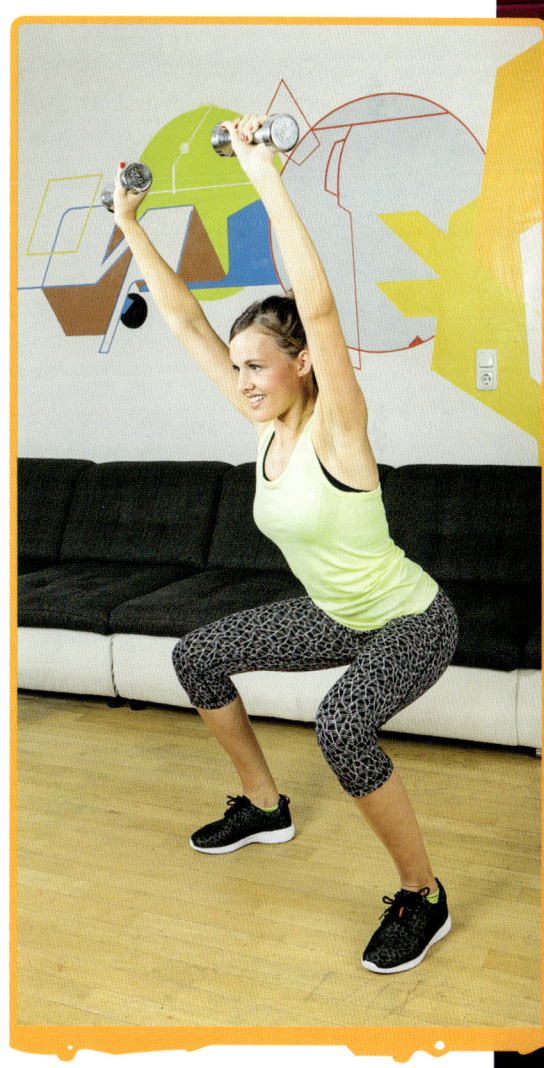

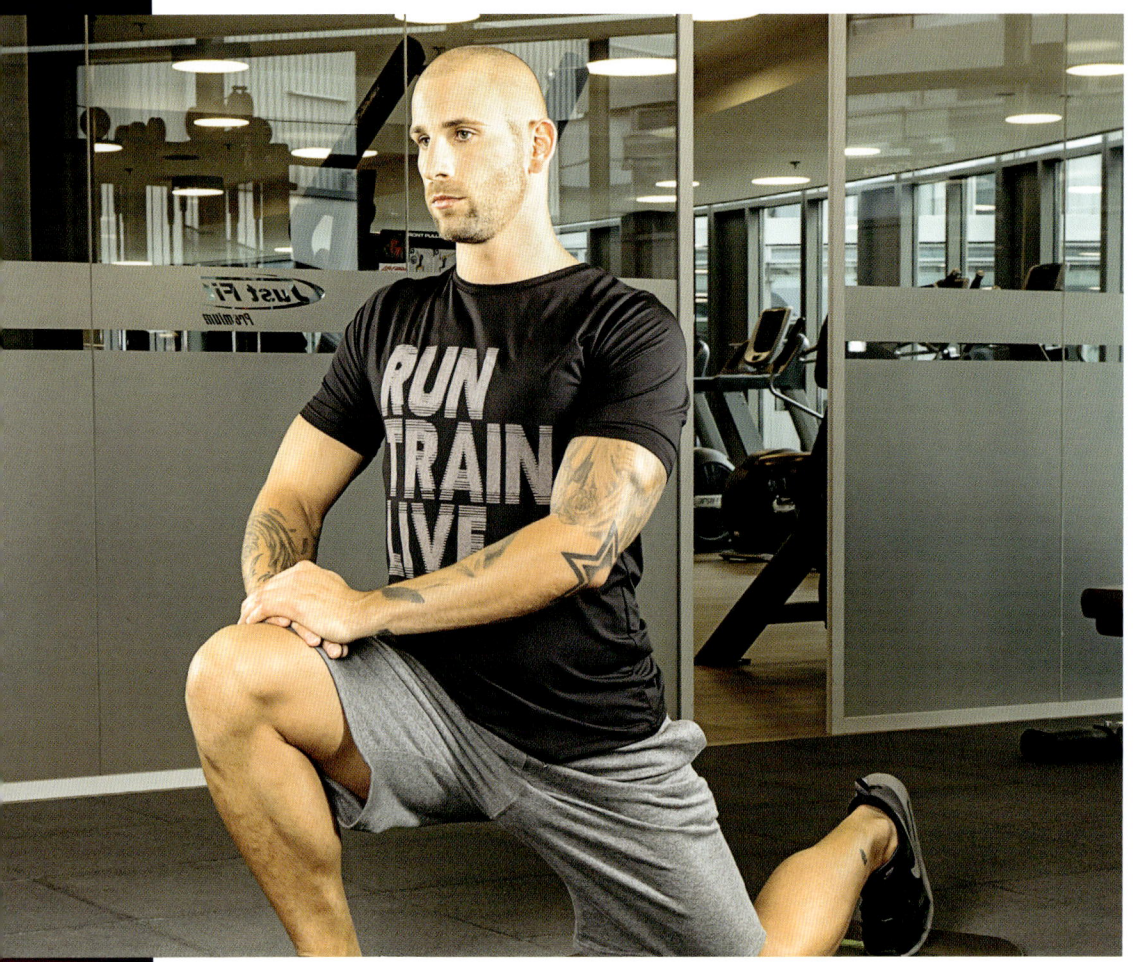

WARM-UP UND STRETCHING

Oft hat man so viel zu tun, dass man das Warm-up lieber streichen möchte. Das ist aber sehr schlecht. Du hast wesentlich mehr davon, wenn du dich vor dem Training kurz aufwärmst und dehnst. Schon fünf Minuten Warm-up und Stretching steigern deine Leistung und Flexibilität und schützen dich vor Verletzungen. Außerdem beugst du damit dem Muskelkater vor, löst Verspannungen, verbesserst den Blutkreislauf und lässt deine Muskeln deutlicher hervortreten.

SO FUNKTIONIERT EIN GUTES WARM-UP

SCHULTERKREISEN

Du stehst im aufrechten Stand, lässt die Arme locker zur Seite hängen und kreist mit den Schultern fünfmal vorwärts und fünfmal rückwärts. Atme dabei kontinuierlich weiter.

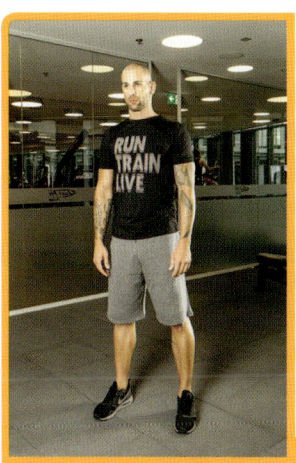 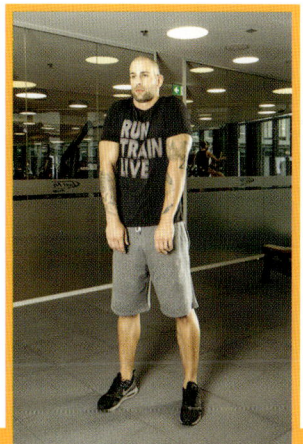 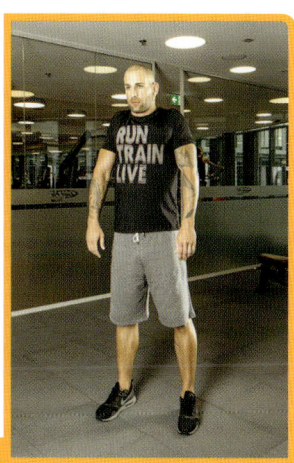

ARMKREISEN

Im aufrechten, etwas mehr als hüftbreiten Stand drehst du beide Arme gleichzeitig seitwärts neben dem Körper. Mach dabei Fäuste oder schließe die Finger eng zusammen. Dreh die Arme fünfmal vorwärts und fünfmal rückwärts. Atme dabei kontinuierlich weiter.

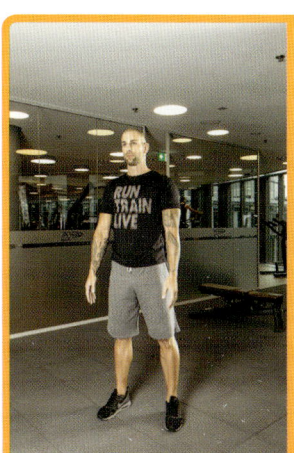 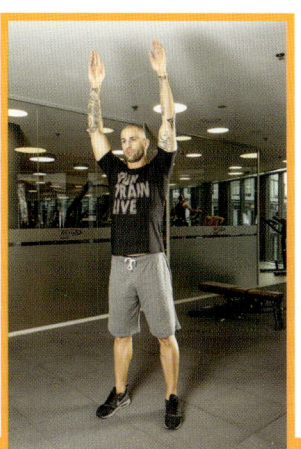 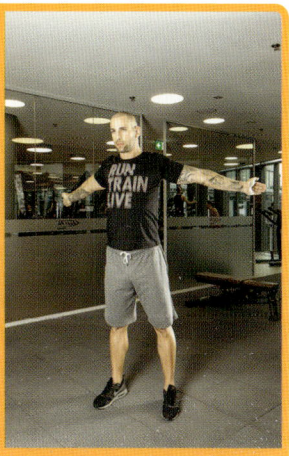

TIEFE KNIEBEUGE

Die Beine stehen etwas mehr als hüftbreit, die Füße parallel. Leg die Hände in deine Hüften, beuge die Knie und schiebe dabei das Gesäß so weit nach hinten raus, wie du kannst, um den Rücken gerade zu halten. Verteile das Körpergewicht auf den ganzen Fuß. Halte die Kniespitzen über den Fußspitzen. Versuche, mit dem Gesäß so tief zu kommen, wie du kannst, ohne dabei umzufallen. Je weiter du die Beine beugst, desto schwieriger wird es, den Rücken gerade zu halten. Atme ein, während du die Beine beugst. Sobald du die Beine wieder streckst, atmest du aus und konzentrierst dich darauf, die Knie über den Füßen zu lassen und den Rücken gerade zu halten. Wiederhole die Bewegung zehnmal.

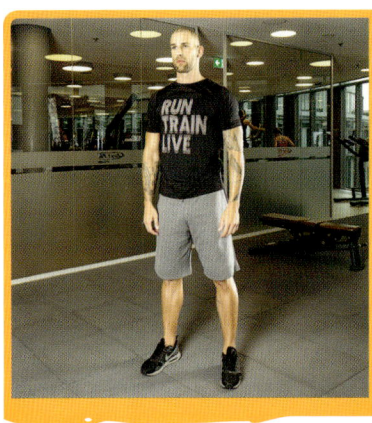
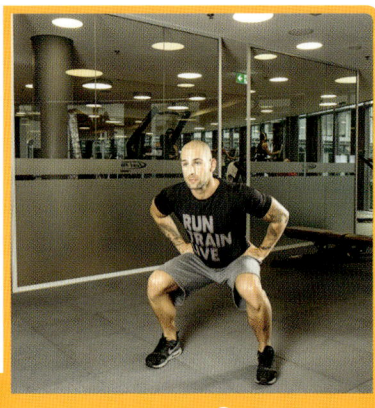

HAMPELMANN

Du startest in geschlossener Fußposition, deine Arme hängen locker neben dem Körper. Spring mit beiden Beinen seitwärts auseinander und hebe dabei beide Arme über den Kopf. Anschließend springst du sofort wieder zurück in die Startposition. Spring zehn Mal hin und her und bleibe dabei nur auf den Fußballen. Atme ein, wenn du mit den Beinen auseinander springst, und aus, wenn du wieder in die geschlossene Stellung kommst.

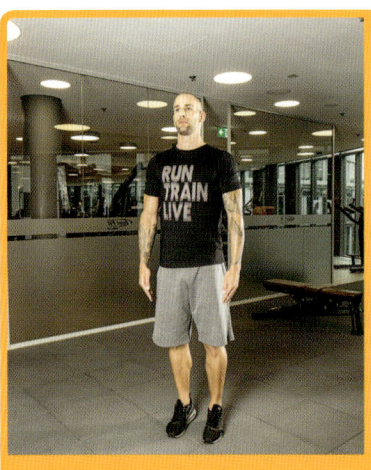
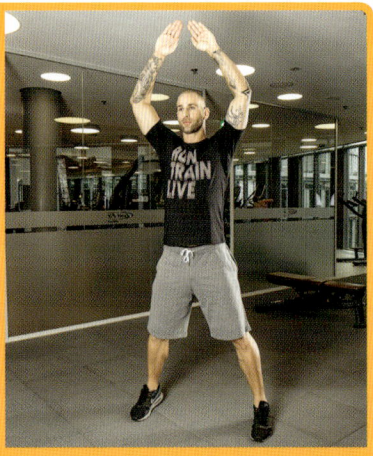

ARME SEITWÄRTS ANHEBEN IN KNIEBEUGEPOSITION

Geh in eine Kniebeuge und halte deine Arme vor dem Körper. Nun hebst du die Arme zehnmal im Wechsel zur Seite und nach oben an. Es ist ein flüssiger Bewegungsablauf, bei dem deine Arme ständig in Bewegung bleiben. Die Kniebeuge hingegen hältst du während der ganzen Zeit stabil in der gleichen Position. Atme während der Übung kontinuierlich weiter.

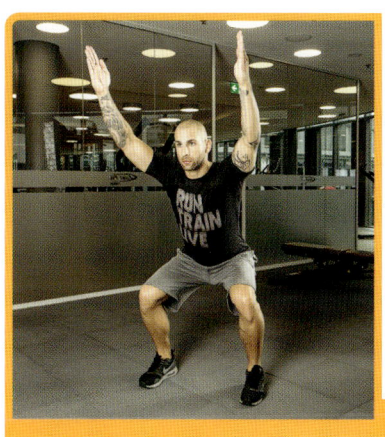 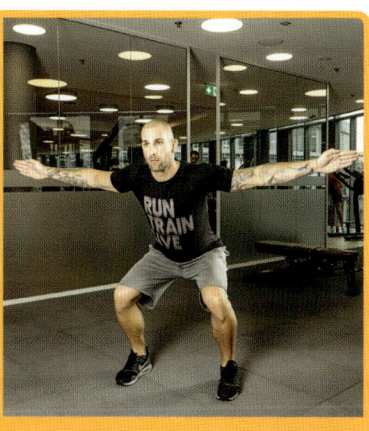

... UND SO LÄUFT EIN GUTES STRETCHING AB

KREUZ-STRETCHING

Du stehst im aufrechten Stand und nimmst die Arme ausgestreckt zur Seite. Dreh die Handinnenflächen nach oben zur Decke und entspanne deinen Nacken und deine Schultern. Zieh nun die Ellbogen weit zurück, sodass du eine Dehnung der Brust-, Arm- und Schultermuskulatur spürst, und halte den Kopf aufrecht. Atme tief ein und aus und halte die Position für 30 Sekunden.

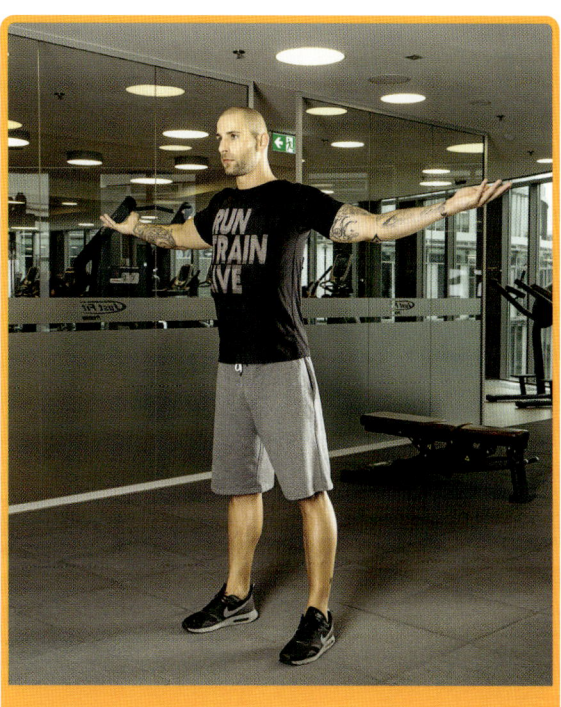

STRETCHING DES OBEREN RÜCKENBEREICHS

Du stehst im aufrechten Stand und verschränkst deine Finger. Dreh die Handinnenflächen nach vorne, sodass sie vom Körper weg zeigen, und strecke deine Arme vor die Brust. Mach einen Buckel im Rücken und nimm dein Kinn ein wenig runter.

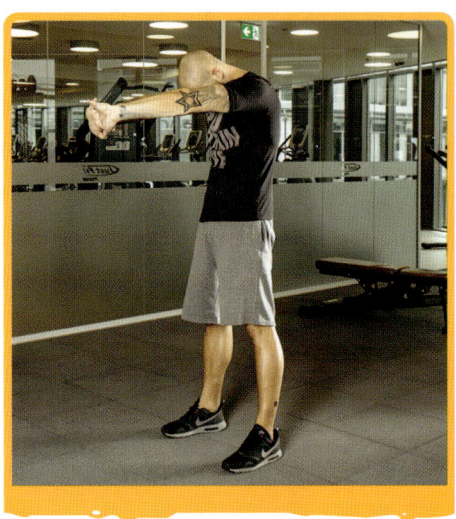

RUMPFNEIGEN

Stell dich in eine mehr als schulterbreite Fußstellung. Nimm einen Arm über den Kopf und lehne dich zur gegenüberliegenden Seite, bis du eine Dehnung an der Seite, wo du den Arm gehoben hast, spürst. Dort dehnst du gerade den großen Rückenmuskel und die seitliche Bauchmuskulatur. Halte die Position für 30 Sekunden und atme tief ein und aus. Danach wechselst du die Seite.

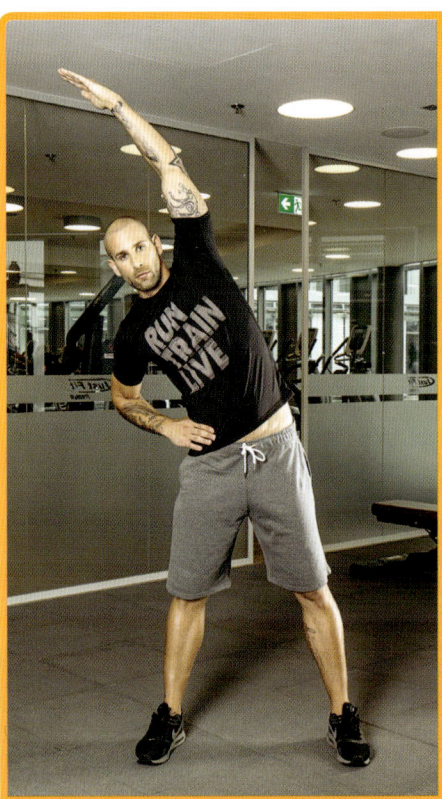
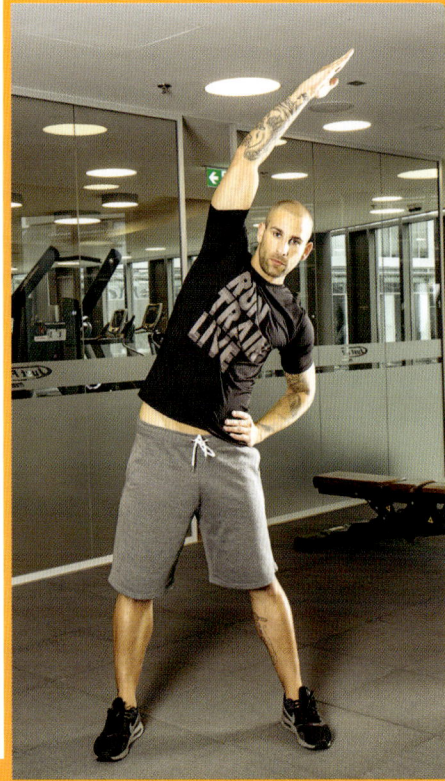

AUSFALLSCHRITT KNIEND MIT DEHNUNG DER OBERSCHENKELRÜCKSEITE

Du gehst auf die Knie und streckst ein Bein nach vorne, sodass nur die Ferse den Boden berührt. Versuche nun, mit deinen Händen die Fußspitze des vorderen Beins zu greifen. Sobald du die Dehnung in der Oberschenkelrückseite spürst, hältst du die Position für 30 Sekunden. Atme dabei tief ein und aus. Anschließend wechselst du das Bein.

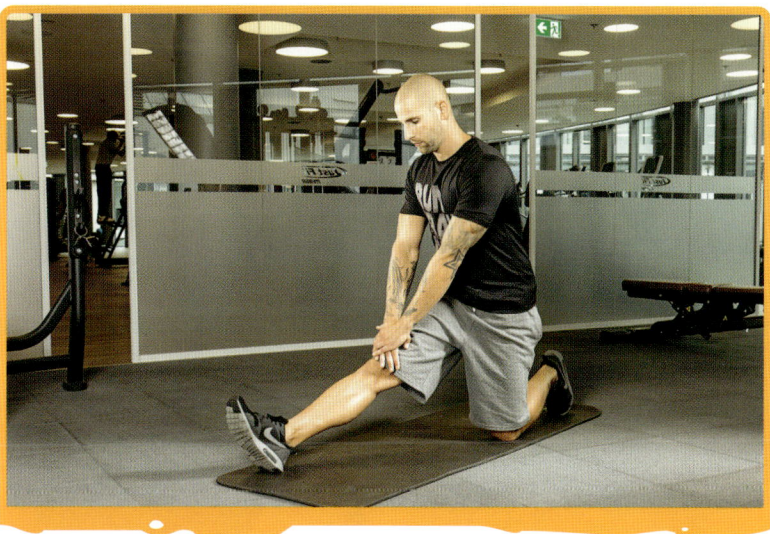

AUSFALLSCHRITT KNIEND MIT DEHNUNG DES HÜFTBEUGERS

Du gehst auf die Knie und stellst ein Bein so nach vorne auf, dass der ganze Fuß auf dem Boden steht. Lege deine Hände auf dem Oberschenkel ab. Schiebe nun deine Hüfte nach vorne, ohne dass das hintere Bein nachrutscht. Du solltest jetzt eine Dehnung des Hüftbeugers, vorne an der Leiste, spüren. Wenn nicht, setze das vordere Bein noch weiter nach vorne. Atme tief ein und aus und halte die Position für 30 Sekunden. Danach wechselst du das Bein.

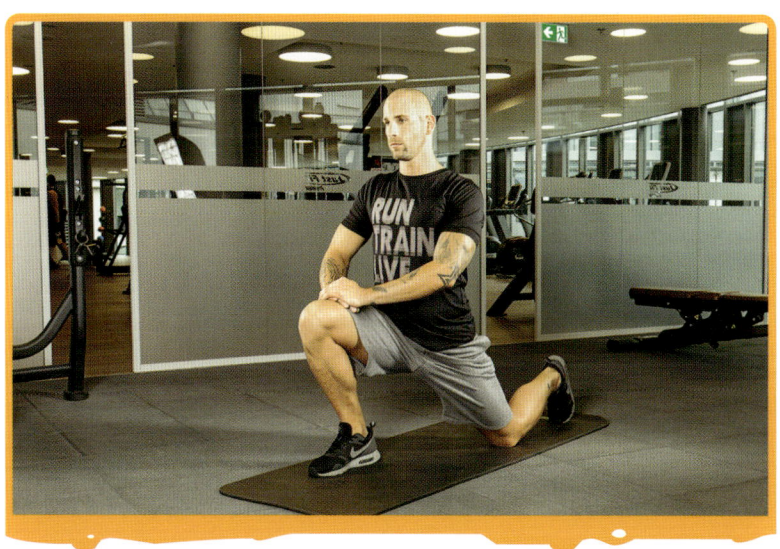

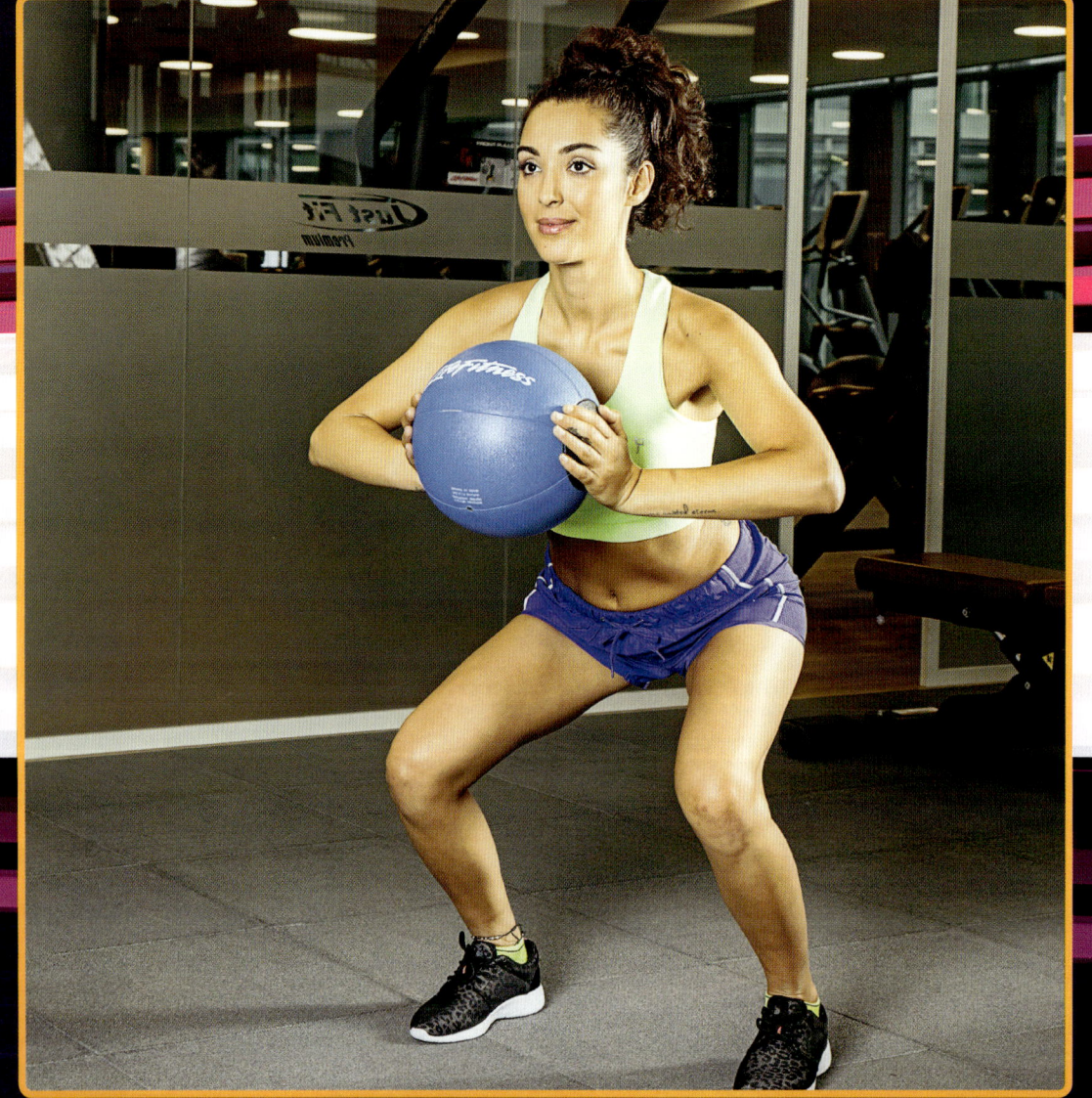

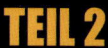

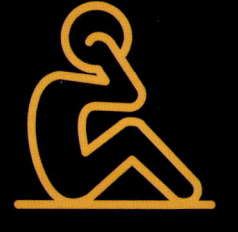

TEIL 2

ÜBUNGEN UND TRAININGS- PROGRAMME

Hier beschreibe ich die besten Übungen, mit denen man schnell Muskeln auf- und Fett abbauen kann. Du kannst zwischen Übungen in einem Studio (Patrick und Joleen) und Übungen mit dem eigenen Körpergewicht (Chris und Anna) wählen und jeweils zwischen zwei Schwierigkeits- stufen. Das Warm-up ist aber keine Option, die zur Diskussion steht, das musst du immer machen.

TRAINING IM STUDIO
PATRICK UND JOLEEN

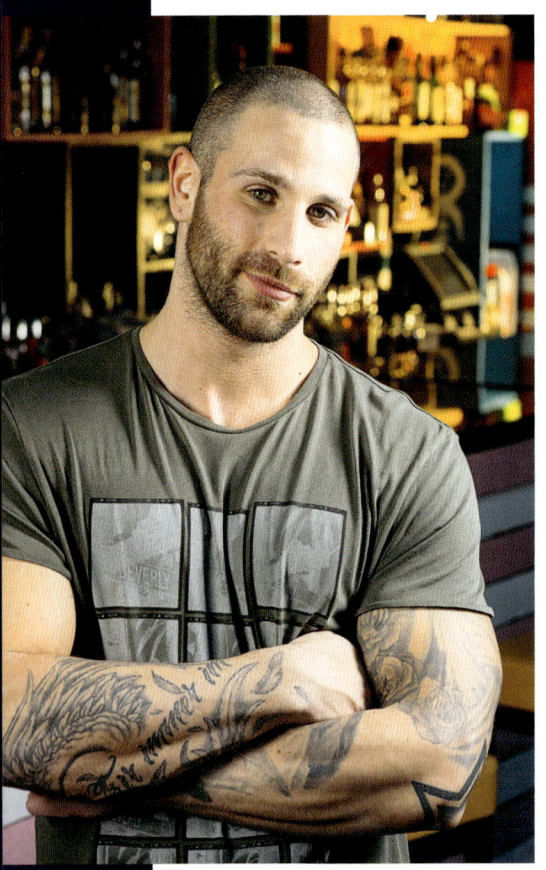
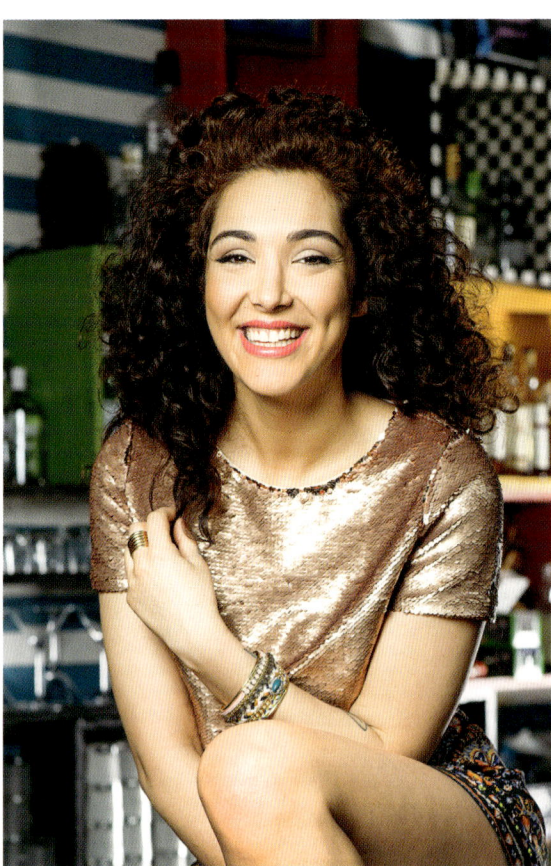

Joleen und ich trainieren im Studio, weil wir Spaß daran haben, unsere Freunde dort zu treffen und an den Geräten richtig ins Schwitzen zu kommen. Ich fühle mich im Studio einfach superwohl: Ich kann die Intensität des Trainings über die Gewichte ganz einfach regulieren, und für jede Übung gibt es die passende Ausrüstung. Das möchte ich immer so haben.

Als ich Joleen kennengelernt habe, hatte sie schon im Studio trainiert. Ich weiß von ihr, dass sie auch gerne mal auf das Laufband geht und einfach nur vom Alltag abschaltet. Das Krafttraining mag sie, weil sie sich in kurzer Zeit voll auspowern kann und weil sie genau weiß, dass nur Krafttraining den Stoffwechsel krass ankurbelt. Ihr kennt Joleen ja, nichts ist ihr wichtiger, als immer gut auszusehen. Und dabei hilft ihr das Training.

Wenn du überlegst, dich in einem Studio anzumelden, dann achte darauf, dass die Trainer freundlich sind und dir immer helfen, wenn du Fragen hast. Du kannst mit diesem Buch zwar schon einiges lernen, aber ich kann ja leider

nicht neben dir stehen, auch wenn ich das gerne tun würde. Deshalb ist es gut, wenn es in deinem Studio richtig ausgebildete Trainer gibt, die dir bei jeder Frage helfen können.

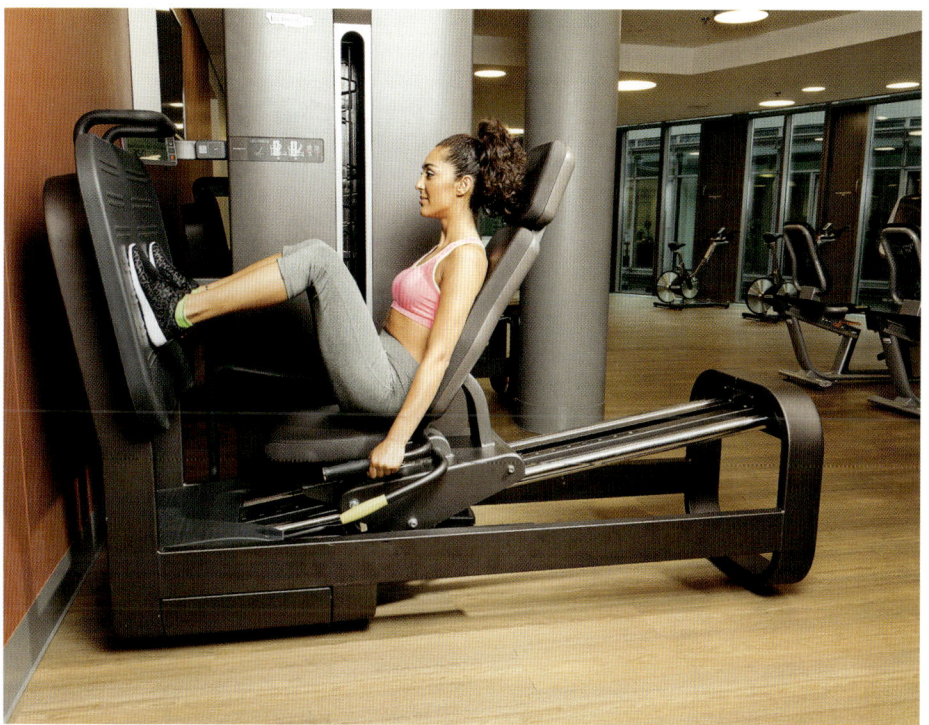

WIE FINDE ICH EIN PASSENDES STUDIO?

Wenn du dich entschieden hast, im Studio zu trainieren, ist natürlich die Frage, welches Studio das richtige für dich ist. Willst du eher deine Ruhe haben und in einen Edelschuppen gehen? Oder hast du Bock auf eine Atmosphäre, die nach purer Kraft riecht und wo der Schweiß geradezu von der Decke tropft? Da hat jeder so seine Vorlieben. Halt dich aber immer an folgende Tipps:

• Schau dir möglichst mehrere Studios an.

• Unterschreibe nie einen Vertrag, ohne vorher ein **kostenloses** Probetraining gemacht zu haben! Wenn es kein kostenloses Probetraining gibt, mach einen Bogen um den Schuppen. Schau dir dabei in Ruhe die Leute an, die im Studio unterwegs sind, und überlege, ob du dich neben ihnen wohlfühlst.

• Benutze die Geräte und benutze WC und Dusche, damit du siehst, ob sie gereinigt und gepflegt werden.

• Lass dir die Preise erklären und informier dich, ob die Trainer Hilfestellungen geben, wenn du mal welche brauchst.

• Überlege, ob die Öffnungszeiten zu dir passen und ob du dir den Preis dauerhaft leisten kannst.

• Und dann das Wichtigste: **Schlaf noch mal eine Nacht darüber!** Du musst nicht gleich unterschreiben! Sag nach dem Probetraining: »Vielen Dank für eure Mühe, es hat mir Spaß gemacht! Ich melde mich dann wieder.« Dann gehst du und lässt die Eindrücke noch mal sacken, mindestens über Nacht.

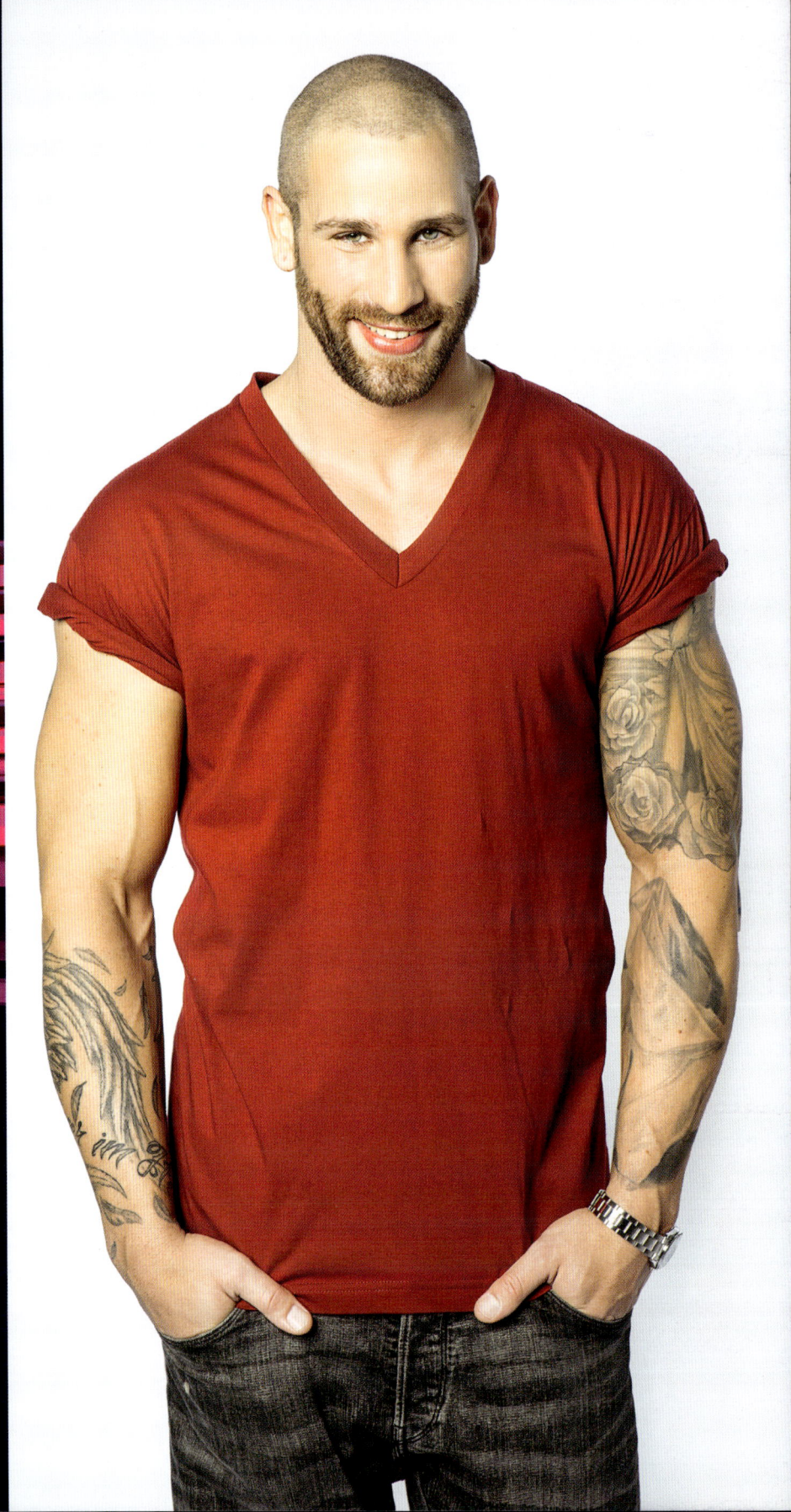

PATRICK

- Alter: 32
- Größe: 195 cm
- Gewicht: 103 kg
- Trainingslocation: Fitnessstudio
- treuer Kumpel, hilfsbereit, hat ein großes Herz
- ehrgeizig
- war bereits mit eigenem Kapitel in der Sportzeitschrift *Men's Health Muscle*
- kontaktfreudig (hat über seinen Job als Personal Trainer schon nützliche Kontakte zu vielen Menschen knüpfen können, z. B. zu Petra, die dieses Buch ermöglicht hat)
- aktiver Mensch, kann Faulheit nicht leiden
- achtet auf seine Ernährung
- Patrick fühlt sich manchmal von seinen Freunden unterschätzt und will mit dem Buch beweisen, dass er mehr kann als nur trainieren.
- brauchte häufig starke Nerven, wenn es um das Thema Frauen ging (Patricia, Michelle)
- Schwäche: die Frauen
- Stärke: sein großes Herz, Disziplin, kann andere Menschen motivieren

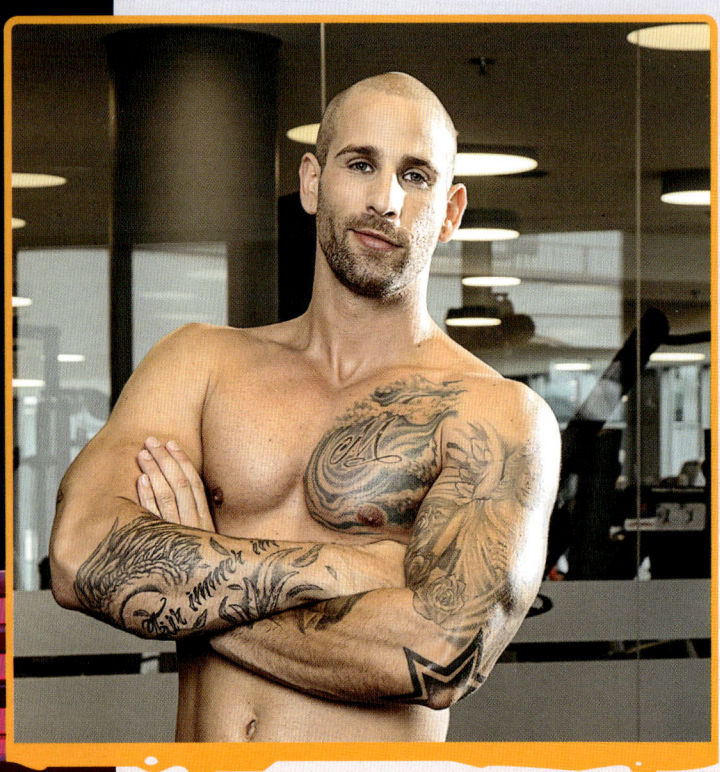

HI NOCH MAL!

Ich habe dir ja schon einiges zu diesem Buch erzählt. Und jetzt geht's endlich ans Eingemachte. Das heißt für dich, dass du gleich so richtig mit dem Training loslegen kannst. Meine Freunde Joleen, Anna und Chris werden dir auch viele Übungen zeigen, die ich für dich ausgearbeitet habe. Aber um dich noch mehr zu motivieren und dir ein paar gute Ratschläge mit auf den Weg zu geben: Vergiss nie, dass jeder mal angefangen hat. Jeder erfährt irgendwann das erste Mal, wie es sich anfühlt, wenn seine Muskeln pulsieren und das Herz richtig pocht. Und glaub mir, das ist genial, denn du weißt dann, was du getan hast. Du hast dich richtig verausgabt, deinem Körper eine Challenge gegeben, die er bewältigen musste. Und wie fühlt sich das an? Geil, oder? Dieses Gefühl will ich dir mit den nächsten Kapiteln

auch ermöglichen. Ich will, dass du wie ich merkst, wie gut dir der Sport tut. Klar wirst du nicht nach einer Woche so aussehen wie ich. Bei mir steckt da jahrelanges und sehr diszipliniertes Training dahinter. Aber wenn du auch klein anfängst, wirst du doch schnell merken, wie du dich mit der Zeit immer mehr steigerst.

Die meisten kennen mich wohl als entspannten Kumpel, der mal die eine oder andere Frauengeschichte hat und immer wieder mal einem Freund aus der Patsche hilft. Was viele vielleicht nicht wissen: Ich bin sehr ehrgeizig und verfolge meine Ziele, egal wie schwer sie zu erreichen sind. Sei es, in die Zeitschrift *Men's Health Muscle* zu kommen (ich habe monatelang streng auf meine Ernährung geachtet und keinen Schluck Alkohol getrunken) oder eben auch als Türsteher einen guten Job zu machen. Ich lasse mich durch nichts entmutigen oder zumindest durch fast nichts.

Ich weiß nicht, ob du es mitbekommen hast. Aber mir fiel es anfangs extrem schwer, dieses Buch zu schreiben. Ich kann mich an einen Nachmittag erinnern, an dem ich zu Hause in unserer WG saß und versucht habe, die ersten Zeilen zu schreiben. Bei dem Wort »Der« war erst mal Schluss. Warum? Weil ich eine Schreibblockade hatte. Ich wusste einfach nicht, wo ich anfangen sollte, und hab mir stattdessen 1000 andere Beschäftigungen gesucht, um mich von meinem Buch abzulenken. Ich habe Staub gesaugt, geputzt, Musik gehört. Ja, ich habe wirklich geputzt. Und warum? Weil ich mich vor meiner Verantwortung, dieses Buch zu schreiben, drücken wollte. So wie du dich vielleicht schon das ein oder andere Mal vor deinem Workout drücken wolltest und plötzlich dringenden anderen Kram zu erledigen hattest. Aber weißt du was? Das wird sich jetzt ändern. Denn was kann ich dir Besseres auf den Weg geben, als dir zu zeigen, dass selbst ich es geschafft habe, dieses Buch zu schreiben! Und das, obwohl es mir anfangs so schwer gefallen ist. Hätte ich mich damals nicht immer wieder selbst gepusht, würdest du dieses Buch jetzt nicht in deinen Händen halten. Auch wenn es mal schwierige Zeiten gibt – und gerade das Anfangen ist schwer –, lass dich niemals davon entmutigen. Du ahnst gar nicht, was du alles schaffen kannst, wenn du nur an dich selbst glaubst. Und scheiß drauf, was andere Leute sagen. Glaub mir, es war echt schwer, die Sache mit dem Buch durchzuziehen, vor allem, weil viele meiner Freunde nicht an mich geglaubt und mir nicht zugetraut haben, das Buch fertig zu schreiben. Aber ich sage dir, was ich aus der Skepsis und den Lachern der anderen mache: Ich mache daraus das Beste, was ich ihnen geben kann. Ich glaube an mich selbst und wandle die Selbstzweifel in Zuversicht um. Und ich sage dir auch noch, was ich mit deiner Schüchternheit und deinen Selbstzweifeln machen werde: Ich wandle sie mit dir zusammen in

Ausstrahlung und Selbstbewusstsein um. Sieh mich einfach als Kumpel, der dir durch eine schwere Zeit hilft und dich dabei unterstützt, eine Maschine zu werden. Denn genau das wirst du sein, wenn du meine Übungen regelmäßig durchziehst. Für meine Freunde bin ich auch immer der gute Kumpel gewesen, der sie zum Sport antreibt und ihnen durch jede Lebenslage hilft. Ob es Max war, der Geldsorgen hatte, Steffen, der immer wieder Frauenprobleme mit sich herumschleppte, oder Valentin, der seinen Frust wegen Anna beim Sport rauslassen musste. Ich verspreche dir hiermit, dass ich für dich ein genauso guter Freund sein werde, wenn auch nur durch dieses Buch. Aber ich werde dich pushen, auch wenn du mal nicht mehr willst, denn ich glaube fest an dich. Und das solltest du auch tun.

Und jetzt: Chacka!

DEIN PATRICK

SO BAUT PATRICK MUSKELN AUF:
TRAININGSPLAN FÜRS STUDIO

Das sind die zwei Trainingspläne, mit denen ich meine besten Fortschritte hatte. Ich habe schon immer im Studio trainiert, deshalb kenne ich mich da am besten aus. Die Trainingspläne eignen sich vor allem für Personen, die schnell Muskeln aufbauen, Fett verlieren und mit Gewichten trainieren wollen.

ANFÄNGER

Anfängern empfehle ich, zweimal pro Woche ins Studio zu gehen und einen Ganzkörperplan durchzuführen. Insgesamt solltest du sechs Übungen durchführen – für jeden Körperteil ist etwas dabei. Zwei Sätze pro Übung mit zehn Wiederholungen sind genau richtig, um die Muskeln schnell wachsen zu lassen.

Die Übungen werden an beiden Trainingstagen wiederholt. Die Gewichtsangaben sollen nur als Orientierung dienen. Du wirst das Gewicht auf jeden Fall deinen eigenen Bedürfnissen anpassen müssen. Aber so siehst du schon mal, in welche Richtung es beim Gewicht geht. Die Übungen findest du ab Seite 36.

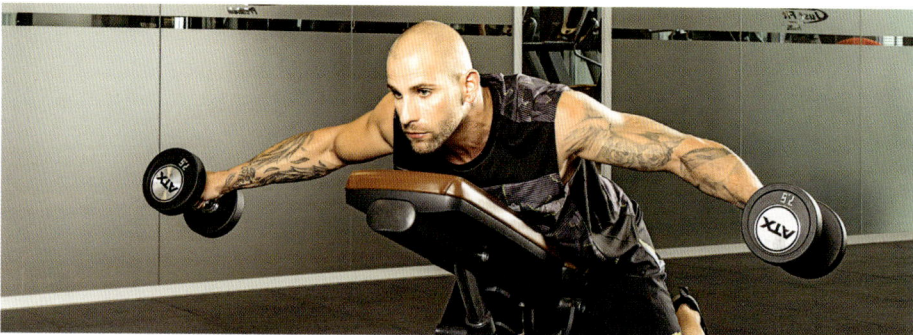

ÜBUNG	SÄTZE	WIEDERHOLUNGEN	GEWICHT ALS ORIENTIERUNGSHILFE
Kniebeuge an der Multipresse	2	10	30 kg
Bankdrücken an der Multipresse	2	10	20 kg
Rudermaschine	2	10	30 kg
Klimmzugmaschine	2	10	40 kg (dient als Unterstützung, nicht als Widerstand)
Freies Rückenstrecken am Hyperextensionsgerät	2	10	eigenes Körpergewicht
Crunch	2	10	eigenes Körpergewicht

BENIMMREGELN IM STUDIO

Musts	No-Gos
Sich anstrengen	Schreien
Sport machen und schwitzen	Kein Handtuch benutzen
Angemessenes Sportoutfit mit Sportshirt, Hose und Sportschuhen tragen	Barfuß oder mit Flipflops trainieren
Auf das eigene Training konzentrieren	Andere Leute ungefragt korrigieren
Hilfsbereit sein, wenn jemand fragt	Anderen Leuten nicht helfen, wenn sie Probleme haben

FORTGESCHRITTENE

Fortgeschrittene trainieren dreimal pro Woche und teilen dabei die Muskeln nach Muskelgruppen auf. Das heißt: Am ersten Tag wird die Oberkörpervorderseite trainiert, am zweiten die -rückseite und am dritten die Beine. Pro Trainingstag sind nur vier Übungen notwendig, um dem Körper zu mehr Muskeln zu verhelfen. Drei Sätze pro Übung sind schon eine Steigerung zum Anfängerprogramm, während die Wiederholungszahl mit zehn Wiederholungen (ideal für Muskelwachstum und Fettverbrennung) unverändert ist. Die Gewichtsangaben sollen auch hier nur als Orientierung dienen. Du wirst das Gewicht deinen eigenen Bedürfnissen anpassen müssen. Aber so siehst du schon mal, in welche Richtung es dabei geht.
Die Übungen findest du ab Seite 42.

TAG 1 – OBERKÖRPERVORDERSEITE

Übung	Sätze	Wiederholungen	Gewicht
Bankdrücken	3	10	60 kg
Schulterdrücken mit Kurzhanteln	3	10	18 kg/Seite
Dip	3	10	eigenes Körpergewicht
Crunch am Kabelzug	2	10	26 kg

TAG 2 – OBERKÖRPERRÜCKSEITE

Übung	Sätze	Wiederholungen	Gewicht
Rudern mit Langhantel	3	10	20 kg/Seite
Klimmzug	3	10	eigenes Körpergewicht
Kreuzheben mit Langhantel	3	10	60 kg
Reverse Butterfly mit Kurzhanteln auf der Hantelbank	3	10	5 kg/Seite

TAG 3 – BEINE (UNTERKÖRPER)

Übung	Sätze	Wiederholungen	Gewicht
Kniebeuge mit Langhantel	3	10	80 kg
Beinstrecken am Gerät	3	10	50 kg
Beinbeugen am Gerät	3	10	30 kg
Wadenheben an der Multipresse	3	10	10 kg/Seite

1 ANFÄNGER
KNIEBEUGE AN DER MULTIPRESSE

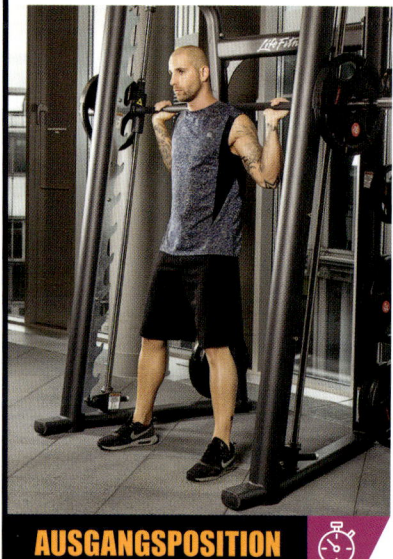

AUSGANGSPOSITION

Du stehst im aufrechten Stand, die Hantel liegt auf deinem Nacken, die Knie sind leicht gebeugt. Die Füße stehen parallel und etwas weiter als hüftbreit auseinander. Das Körpergewicht ist vollflächig auf beide Füße verteilt. Um die Hantel aus der Sicherung zu heben, streckst du die Beine und gehst leicht auf die Zehenspitzen und drehst dann die Hände nach hinten. Diese Übung funktioniert an der Multipresse genau wie mit einer Langhantel, nur bietet dir die Multipresse mehr Stabilität während der Bewegung. Außerdem hast du hier jederzeit die Möglichkeit, die Hantel mit dem Gewicht einzuhaken. Damit ist die Gefahr, dass du mit der Hantel nicht wieder hochkommst, weil die Kraft nicht mehr reicht, gebannt.

Beuge langsam die Knie und schiebe gleichzeitig dein Gesäß weit nach hinten. So hältst du den Rücken gerade. Die Kniespitzen bleiben immer genau über den Fußspitzen. Beuge die Beine mindestens so weit, dass du einen Winkel von 90° zwischen Ober- und Unterschenkel erreichst. Atme während der Abwärtsbewegung ein. Sobald du die Beine wieder streckst, atmest du aus und musst dich bitte stark darauf konzentrieren, die Knie über den Füßen zu halten. Sie dürfen nicht nach innen knicken.

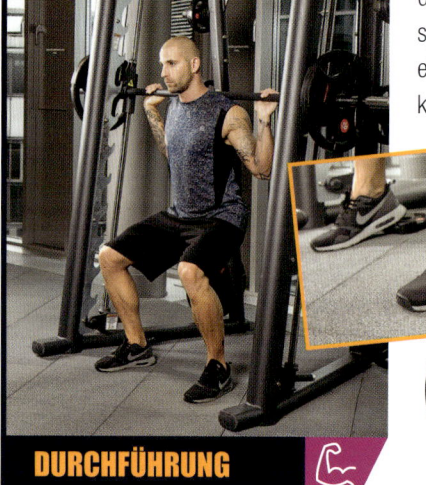

DURCHFÜHRUNG

PATRICKS POWER TIPP

Es gibt einen Trick, der dir hilft, schneller die vorderen Oberschenkel zu trainieren. Außerdem kannst du damit tiefer ins Knie gehen, wenn du nicht so beweglich bist – das ist der Fall, wenn deine Finger beim Beugen nach vorne (mit gestreckten Beinen) nicht den Boden berühren. Du legst zwei kleine Hantelscheiben unter deine Fersen (siehe kleines Foto). Die Erhöhung an der Ferse vergrößert deinen Bewegungsradius und verlagert die Wirkung der Übung mehr auf die Oberschenkelvorderseite. Solltest du keine Beweglichkeitsprobleme und keine Dysbalance zwischen Oberschenkelvorder- und -rückseite haben, brauchst du diesen Trick nicht. Aber auch dann kannst du einfach zur Abwechslung alle zwei Wochen zwischen der normalen und der Variante mit den Hantelscheiben unter den Fersen wechseln.

SO FÜHLT ES SICH RICHTIG AN

Kniebeugen trainieren die Oberschenkel, das Gesäß, die Waden und ganz besonders den unteren Rücken. Das wirst du spätestens am nächsten Tag beim Muskelkater spüren.

TRAININGSKLAMOTTEN I

Du kennst sicher meinen Kumpel Valentin. Na ja, Valentin ist eben ein Typ, dem es extrem wichtig ist, immer gut auszusehen. Auch weil er gerne flirtet und nichts anbrennen lässt. Er achtet vor jedem Training genau darauf, was er anzieht. Da musste ich schon schmunzeln, als Anna ihn damals für ihr Praktikum überredet hat, in einer Yogahose zu trainieren. Aber das ganze Klamotten-Thema ist eigentlich komplett unwichtig beim Sport. Was interessiert Valentins Körper, welche Klamotten er anzieht? Die Muskeln wachsen, wenn sie sich bewegen, und nicht, weil ein schönes T-Shirt darüber hängt. Und ganz egal, was man trägt: Man sieht immer besser aus, wenn man einen geringen Körperfettanteil hat. Das Training hat Priorität, nicht die Kleidung. Also bitte kein Kleidungswahn!

Stelle eine Hantelbank unter die Stange der Multipresse und lege dich rücklings auf die Bank. Die Stange sollte sich auf der Höhe deiner Brustwarzen befinden und so weit oben eingerastet sein, dass deine Arme leicht gebeugt sind, wenn du die Stange fasst. Wenn du die Arme ganz durchstreckst, kannst du die Stange durch Drehen der Handgelenke aus der Arretierung lösen. DIe Stange liegt auf den Handballen, die Handinnenflächen zeigen zur Decke. Deine Arme sind etwas mehr als schulterbreit auseinander. Die Füße setzt du flach und fest auf dem Boden auf.

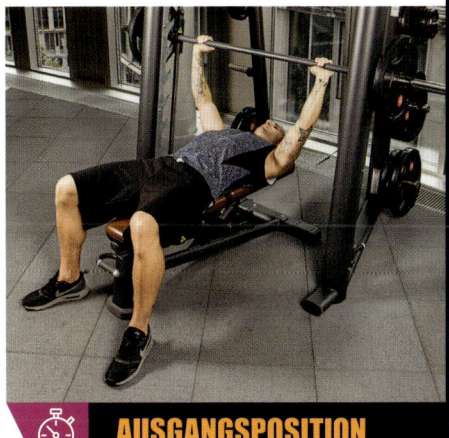

AUSGANGSPOSITION

Senke die Hantel langsam zur Brust ab. Die Multipresse gibt dir Stabilität, sodass du nicht wackelst. Atme während der Abwärtsbewegung ein und stoppe die Bewegung, wenn die Hantel leicht deinen Brustkorb berührt. Drücke die Hantel nun nach oben zur Decke und atme dabei aus. Halte die Schultern hinten und konzentriere dich darauf, deine Brustmuskeln fest anzuspannen, wenn du die Hantel nach oben führst.

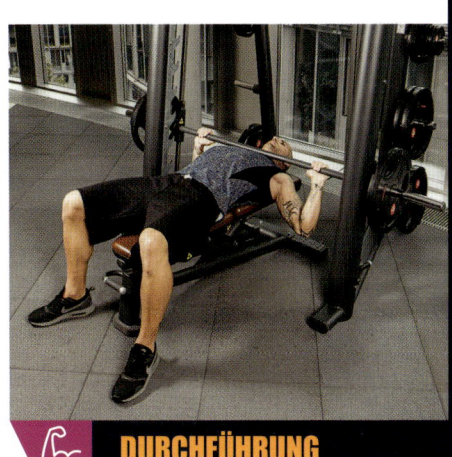

DURCHFÜHRUNG

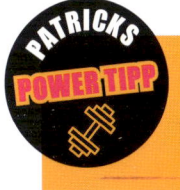

PATRICKS POWER TIPP

Der Rücken liegt während der gesamten Bewegung flach auf der Bank. Du weißt, dass du zu viel Gewicht aufgelegt hast, wenn du in ein Hohlkreuz gehst und Pressatmung durchführst.

SO FÜHLT ES SICH RICHTIG AN

Du spürst einen großartigen Pump in den Armen, im vorderen Schulterbereich und vor allem in der Brustmuskulatur.

DIE ANDEREN IM GYM I

Es gibt viele lustige Typen im Studio, da lache ich mich immer kaputt. Zum Beispiel der Klugscheißer, der lieber den richtigen Winkel bei der Übung berechnet, als dass er Sport macht. Oder der Handy-Suchti, der mehr seine Finger als den Rest des Körpers trainiert, weil er die ganze Zeit auf dem Smartphone herumtippt. Aber hey, das ist ja alles in Ordnung, solange die Leute ihr Training durchziehen. Ob jemand nun viel oder wenig quatscht, mehr oder weniger schwitzt oder die Geräte anders benutzt als ich, ist mir auch Latte. Jeder Mensch ist anders, und ich respektiere jeden, der auch mir gegenüber Respekt zeigt. Wir haben alle ein gemeinsames Ziel: gute Fitness und gut aussehen. Darauf kommt es an.

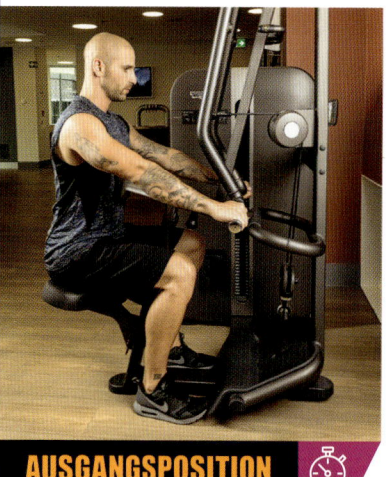

AUSGANGSPOSITION

Das Polster der Rudermaschine liegt genau in der Mitte deiner Brust an deinem Brustkorb, wenn du dich hingesetzt hast. Nimm die Griffe in die Hand und senke deine Schultern ab.

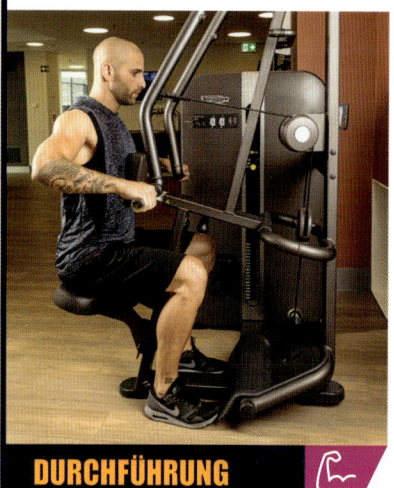

DURCHFÜHRUNG

Ziehe die Griffe zu dir heran. Dabei bleiben deine Handgelenke gerade und du atmest aus. Bleibe aufrecht sitzen und lehne den Oberkörper nicht zurück. Wenn du mit den Armen nicht mehr weiter nach hinten kannst, gib dem Widerstand langsam nach, sodass sich deine Arme wieder strecken. Atme dabei ein.

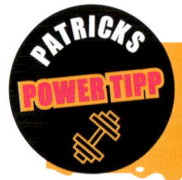

PATRICKS **POWER TIPP**

Stell dir vor, jemand zieht deine Ellbogen nach hinten, wenn du die Bewegung durchführst, dann machst du es automatisch richtig!

SO FÜHLT ES SICH RICHTIG AN

Dein Bizeps ist stark an der Bewegung beteiligt, aber die meiste Arbeit macht deine Rückenmuskulatur. Man spürt aber eher den Bizeps, weil es der kleinere Muskel ist.

Auf dem Bild siehst du eine Klimmzugmaschine, die man im Stand nutzt. Es gibt auch Geräte, bei denen man auf einer Unterstützungsfläche kniet. Bei beiden Geräten nutzt man das Gewicht zur Unterstützung. Das heißt, die Übung wird leichter, je mehr Gewicht du auflegst, nicht schwerer. Stell oder knie dich auf die Unterstützungsfläche und halte dich an den Griffen über deinem Kopf fest. Lass dich langsam nach unten sinken, sodass du die Übung mit gestreckten Armen startest.

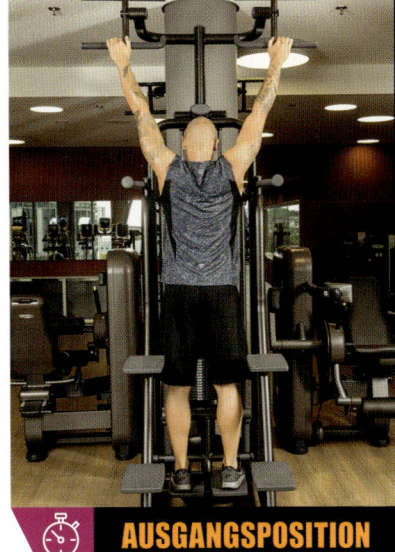

AUSGANGSPOSITION

Zieh dich mit Kraft deiner Arme und deines Rückens nach oben, bis dein Kinn auf Höhe deiner Hände angekommen ist. Atme während der Zugphase nach oben aus. Lass dich anschließend durch das Strecken der Arme langsam wieder nach unten sinken. Atme während der Abwärtsbewegung ein.

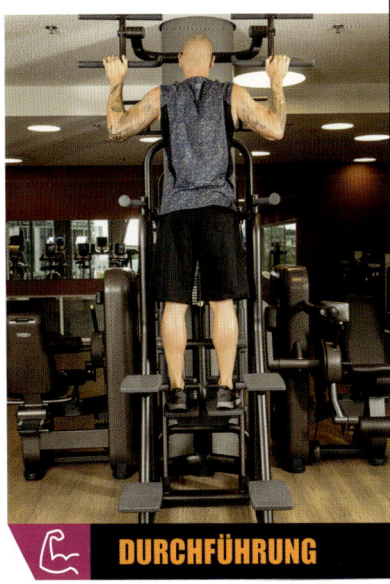

DURCHFÜHRUNG

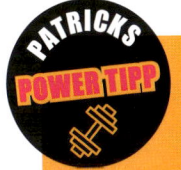

PATRICKS POWER TIPP

Halte den Kopf aufrecht und schau immer in Richtung deiner Hände. Man schaut gerne mal nach unten zum Gewicht oder zur Unterstützungsfläche, vor allem, wenn das Gerät noch unbekannt ist. Das ist aber eine ungesunde Nackenhaltung. Mit dem Blick nach oben nimmst du eine natürliche Kopfposition ein, weil die Bewegungsrichtung ebenfalls nach oben geht und man sich dabei leicht zurücklehnt.

DAS SOLLTEST DU SPÜREN

Dein Bizeps wird nach dieser Übung prall mit Blut gefüllt sein, und du spürst eine deutliche Erschöpfung im gesamten Oberkörper, vor allem im Rücken.

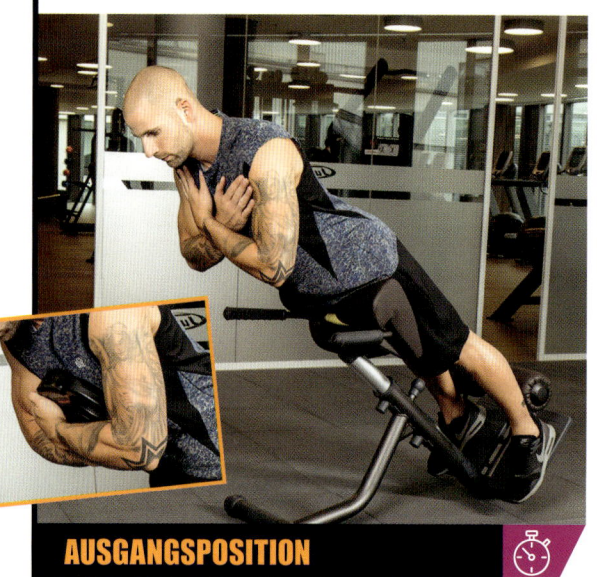

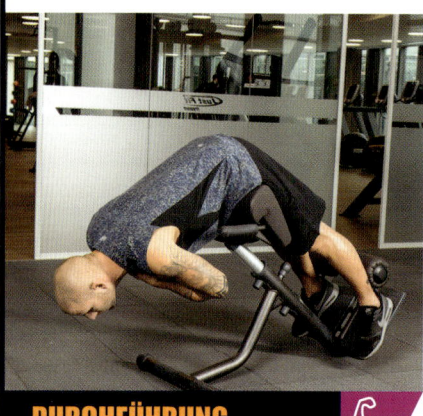

AUSGANGSPOSITION

Du stellst dich mit den Füßen auf das Fußbrett und lehnst deine Oberschenkel an das Polster. Die Polsterhöhe kannst du verstellen. Der obere Rand des Polsters sollte an deiner Hüfte anliegen, knapp unter den deutlich ertastbaren Knochen unter deinem Bauch. Richte deinen Körper in eine gerade Position auf, spann das Gesäß an und halte deinen Kopf aufrecht. Je nachdem, wie schwer du die Übung ausführen willst, hältst du die Arme entweder neben deinem Körper, vor der Brust verschränkt oder gestreckt über den Kopf. Je weiter du die Arme zum Kopf beziehungsweise darüber hinaus bringst, desto schwerer wird die Übung. Auf dem Foto halte ich die Arme vor dem Körper verschränkt, das ist ein mittlerer Schwierigkeitsgrad. Als Alternative kannst du auch eine Gewichtsscheibe vor deine Brust halten (siehe kleines Foto): je schwerer die Scheibe, desto schwerer die Übung.

DURCHFÜHRUNG

Senke den Oberkörper zum Boden ab. Du kannst so tief gehen, wie du möchtest. Halte den Kopf weiterhin gerade und die Arme vor der Brust verschränkt. Atme während der Abwärtsbewegung ein. Spanne nun dein Gesäß an und richte dich mit der Kraft deines Rückens wieder auf. Führe die Bewegung langsam aus, damit du nicht mit zu viel Schwung nach oben und dadurch in ein Hohlkreuz kommst. Du atmest aus, während du dich aufrichtest. Auch dabei bleiben die Arme und der Kopf in der gleichen Position. Wenn dein Rücken wieder aufgerichtet ist, ist die Bewegung beendet und du kannst die nächste Wiederholung starten.

SO FÜHLT ES SICH RICHTIG AN

Wenn der untere Rücken gut durchblutet wird, fühlt es sich manchmal sogar leicht schmerzhaft an. Das ist jedoch völlig normal und auch ein gutes Zeichen. Neben dem unteren Rücken werden auch dein Gesäß und die Oberschenkelrückseiten trainiert.

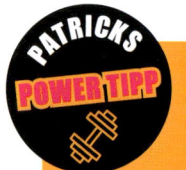

PATRICKS POWER TIPP

Der Schmerz im unteren Rücken geht nach wenigen Minuten wieder weg, und dafür hast du in den Tagen nach dem Training keine Rückenschmerzen mehr. Die Übung ist also auch an anderen Tagen ganz hilfreich, wenn du mal Rückenschmerzen mit schneller Durchblutung lindern willst.

CRUNCH

Leg dich auf den Rücken und stell die Füße flach auf den Boden. Die Hände liegen auf deinen Oberschenkeln. Der Rücken liegt in voller Länge flach auf dem Boden.

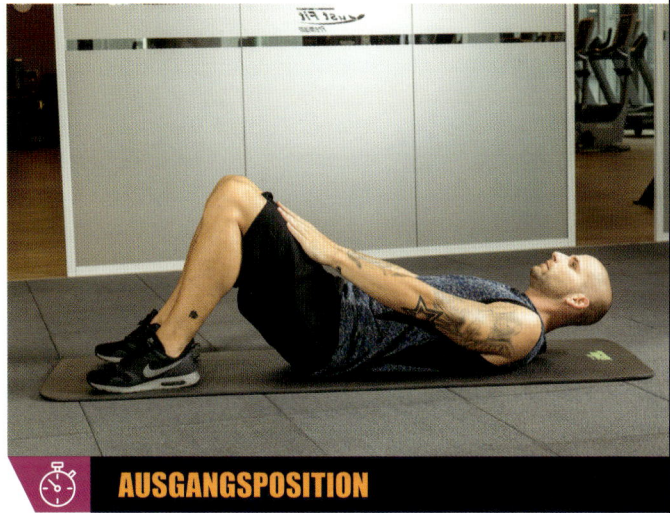

AUSGANGSPOSITION

Hebe den Oberkörper an, indem du die Bauchmuskeln fest anspannst. Die Hände werden dadurch an deinen Oberschenkeln entlang aufwärtsrutschen. Wenn deine Finger auf deinen Kniespitzen liegen, senkst du den Oberkörper wieder leicht ab. Halte auf jeden Fall deinen unteren Rücken die ganze Zeit auf der Matte und mache kein Hohlkreuz. Das ist schlecht für deinen Rücken.

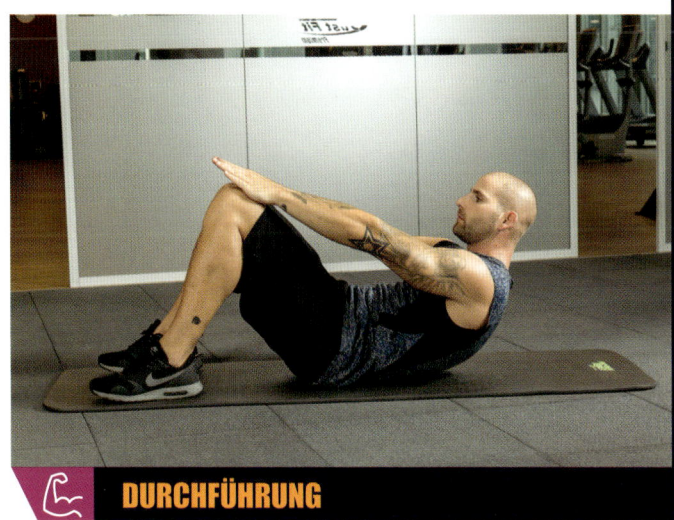

DURCHFÜHRUNG

VARIANTE

Je weiter du die Arme hinter den Kopf bringst, desto anstrengender wird die Übung. Noch härter wird es, wenn du die Beine anhebst.

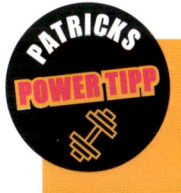

PATRICKS
POWER TIPP

Wenn du die Übung ohne Schwung machst, arbeitet wirklich nur die Bauchmuskulatur und das Waschbrett wird regelrecht in deinen Bauch eingemeißelt!

SO FÜHLT ES SICH RICHTIG AN

Hier spürst du nichts anderes als deine Bauchmuskeln, die dabei sind, zu einem Sixpack zu werden.

FORTGESCHRITTENE
BANKDRÜCKEN

DUMM GELAUFEN ...

Es gibt nichts Peinlicheres, als zu viel Gewicht zu nehmen und dann kläglich darunter zu versagen. Bei so etwas bin ich schon öfter zur Hilfe geeilt. »Das wird mir nie passieren!«, dachte ich immer. Doch irgendwann war es mal so weit. Ich habe beim Bankdrücken zu viel Gewicht aufgelegt und hatte keinen Trainingspartner dabei. Nach der fünften Wiederholung (von 12!) habe ich das Gewicht nicht mehr hochbekommen und konnte nur noch ein leises »Hilfe« stöhnen. Ich glaube nicht, dass das jemand gehört hat. Zum Glück haben die anderen Leute im Studio trotzdem gesehen, dass ich ziemlich Probleme hatte. Sie haben mir auch rechtzeitig geholfen, aber es war einfach so peinlich! Mir war ja eigentlich auch vorher schon klar, dass nicht das Gewicht entscheidet, sondern eine gute Bewegungsausführung mit langsamer Geschwindigkeit.

Seitdem nehme ich nie mehr zu viel Gewicht. Es ist einfach zu peinlich, darunter zu sterben.

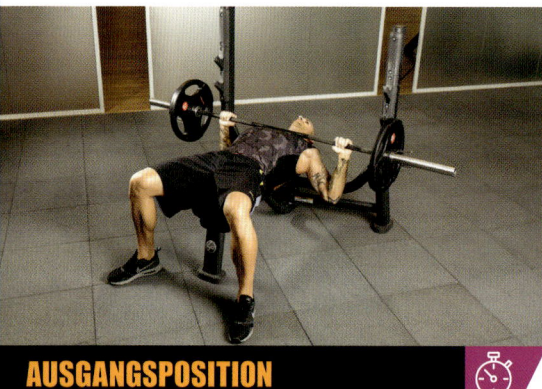

AUSGANGSPOSITION

Lege dich auf die Bank und fasse die Stange mit den Händen, etwas mehr als schulterbreit. Die Füße stehen mit voller Fläche fest auf dem Boden. Hebe die Stange aus der Arretierung und halte sie mit leicht gebeugten Armen über der Brust. Lass die Hantel langsam auf deinen Brustkorb absinken und atme dabei ein. Die Ellbogen beugen sich nach außen weg. Die Hantel berührt am Ende der Bewegung die Brustwarzen.

Drücke die Hantel nun nach oben und atme aus.

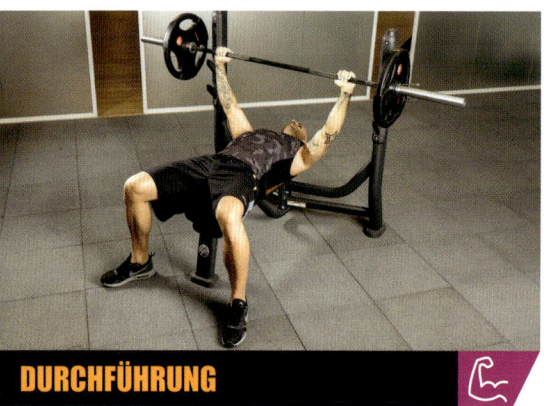

DURCHFÜHRUNG

SO FÜHLT ES SICH RICHTIG AN
Die Brust- und vordere Schultermuskulatur arbeiten am meisten, der Trizeps hilft auch noch bei der Bewegung.

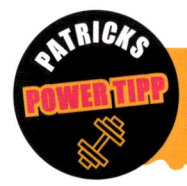

PATRICKS
POWER TIPP

Spann die Brustmuskeln zusätzlich an, um noch schneller eine breite Brust zu kriegen!

DIE ANDEREN IM GYM II

Was gar nicht geht, sind Leute, die sich nicht korrekt verhalten und zum Beispiel die Hantelscheiben auf den Boden fallen lassen, laut herumschreien oder keine Handtücher benutzen. Von solchen Leuten halte ich mich einfach fern, wenn ich selber trainiere. Ich habe ein Ziel, wieso ich ins Studio komme, und da will ich mich nicht mit solchen Idioten befassen. Letztens habe ich auch mal in einem anderen Studio trainiert, als ich einen Kumpel in Berlin besucht habe. Dort wurde ich auf Anabolika angesprochen. Ich habe dann nur gesagt: »Danke für das Angebot, aber ich möchte nicht.« Ich war zwar eine Woche zu Besuch, aber wir sind die restlichen Tage immer in ein anderes Studio gegangen. Keinen Bock auf solche Sprüche …

Setze dich auf eine Hantelbank und hebe die Kurzhanteln neben deinen Kopf. Die Handflächen drehst du nach vorne.

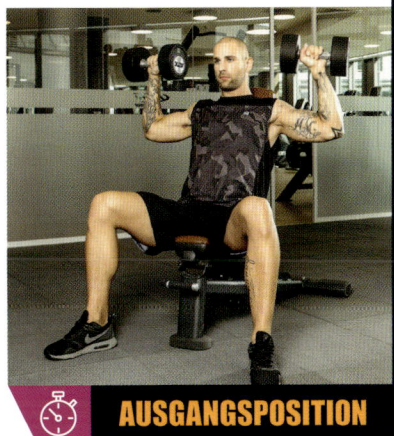

AUSGANGSPOSITION

Drücke die Arme nach oben über den Kopf und atme dabei aus. Am Ende der Bewegung sind die Arme noch leicht gestreckt. Die Hanteln müssen sich nicht berühren, das macht nur Krach und nervt. Senke die Hanteln dann wieder langsam neben deinen Kopf ab, indem du die Ellbogen beugst.

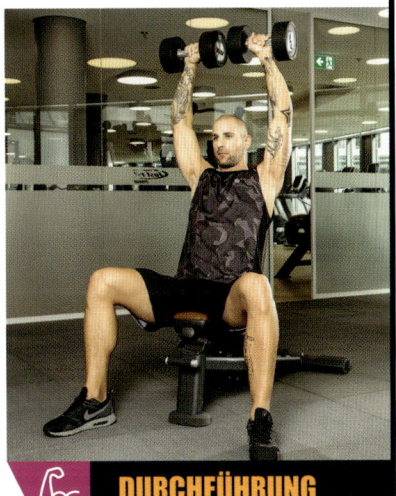

DURCHFÜHRUNG

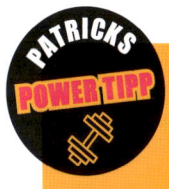

PATRICKS POWER TIPP

Die Übung kannst du im Sitzen oder Stehen machen. Ich mache sie immer im Sitzen, dann kann ich mich völlig auf die Schultern konzentrieren und alles rausholen!

SO FÜHLT ES SICH RICHTIG AN

Die Schulter- und Nackenmuskeln arbeiten am meisten. Der Trizeps hilft auch ein bisschen mit. Man spürt aber meistens nur die Schultern, insbesondere bei den letzten Wiederholungen.

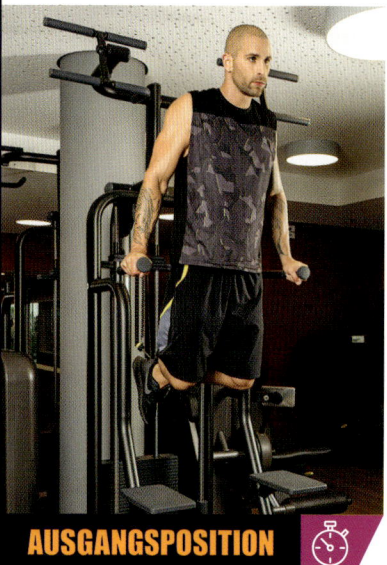

AUSGANGSPOSITION

Stütze dich auf die Hände am Dip-Barren, sodass deine Füße in der Luft sind. Alternativ kannst du an ein Gerät gehen, das dich unterstützt, damit du mehr Wiederholungen schaffst, falls dein eigenes Körpergewicht zu viel ist. Halte den Kopf und den Oberkörper aufrecht. Die Arme sind leicht gebeugt, die Schultern abgesenkt.

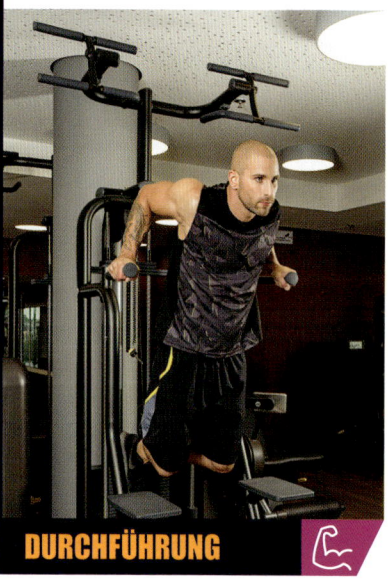

DURCHFÜHRUNG

Beuge langsam die Arme, sodass du den Oberkörper in Richtung Boden bringst. Atme dabei ein. Wenn deine Ellbogen ungefähr im rechten Winkel stehen, streckst du sie wieder. Bei der Aufwärtsbewegung atmest du aus.

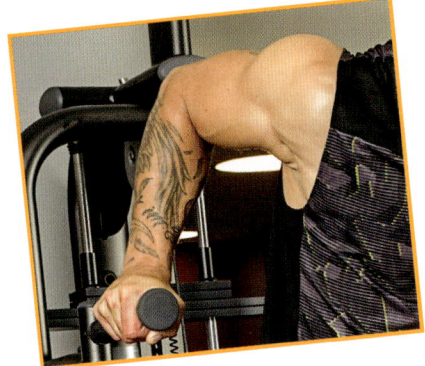

SO FÜHLT ES SICH RICHTIG AN

Du spürst vor allem eine Dehnung in der vorderen Schultermuskulatur und eine große Spannung in der Brustmuskulatur. Zusätzlich arbeiten auch die Rückenmuskeln und der Trizeps.

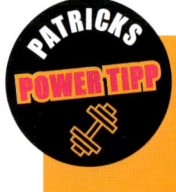

PATRICKS POWER TIPP

Du kannst dich bei der Abwärtsbewegung leicht nach vorne lehnen. Dadurch übernimmt die Brustmuskulatur mehr Arbeit und du schaffst ein paar Wiederholungen mehr.

CRUNCH AM KABELZUG

Nimm dir ein Polster oder zumindest ein Handtuch und leg es vor den Kabelzug auf den Boden. Am Kabelzug befestigst du ein Glockenseil, das von oben gezogen wird. Die Seilenden greifst du ganz unten mit beiden Händen. Die Handinnenflächen zeigen zueinander. Knie dich nun vor den Kabelturm und lege die Hände neben deinen Hals an dein Schlüsselbein. Dein Kopf befindet sich zwischen dem Glockenseil.

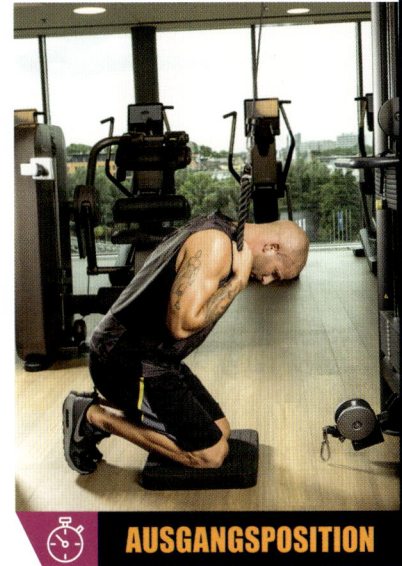

AUSGANGSPOSITION

Rolle dich nun zusammen. Dabei ist wichtig, dass du dich darauf konzentrierst, nur den oberen Rücken zu runden. Es geht nicht (!) etwa darum, mit dem Kopf zum Boden zu gehen. Du willst nicht deine Hüftbeuger trainieren, sondern deinen Bauch. Die Bauchbewegung ist minimal und bewirkt nur, dass dein Oberkörper sich leicht rundet. Wenn du hingegen die Hüftbeuger einsetzt, kommst du viel weiter in Richtung Boden, wobei der Rücken sogar gestreckt bleiben könnte. Aber dann würde der Bauch nicht effektiv genug kontrahieren, um die Muskeln wachsen zu lassen.

Atme aus, während du den Oberkörper rundest. Es ist eine kleine Bewegung. Danach gibst du dem Widerstand nach und richtest dich wieder auf. Beim Aufrichten des Oberkörpers atmest du ein. Grundsätzlich hat man beim Bauchtraining eine flache Atmung, das heißt, du atmest nicht tief, sondern nur ein bisschen ein und aus.

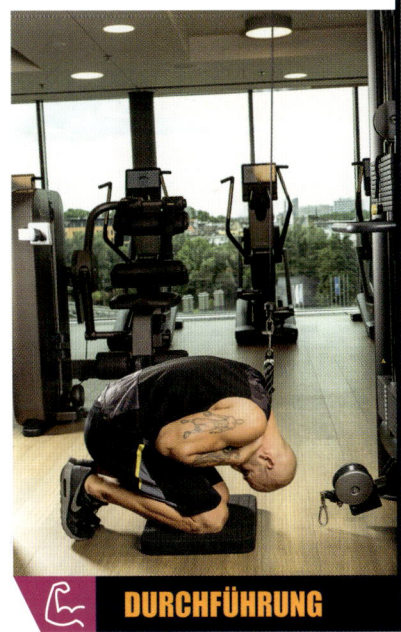

DURCHFÜHRUNG

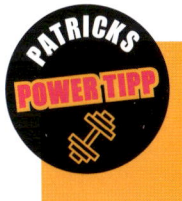

PATRICKS POWER TIPP

Um wirklich nur den Bauch zu aktivieren, hat es mir sehr geholfen, mir vorzustellen, ich würde mit der Nase meinen Bauchnabel berühren wollen. So habe ich wirklich nur den Oberkörper gerundet.

SO FÜHLT ES SICH RICHTIG AN

Wenn du wirklich nur deine Bauchmuskulatur aktivierst und nicht die Hüftbeuger nutzt, wirst du den Bauch stark belasten und deutlich spüren.

5 RUDERN MIT LANGHANTEL

DIE ANDEREN IM GYM III

Wenn du mit Freunden trainieren gehst, fühlt ihr euch meist viel sicherer, weil ihr eine Gruppe seid. Dann müsst ihr vielleicht sogar aufpassen, dass nicht ihr zu den Asis werdet, die die anderen nerven. Vermeidet lautes Rumalbern oder gegenseitiges Schubsen. Ich habe schon häufiger erlebt, wie durch solche Albereien Unfälle passiert sind, weil jemand an eine Person mit Hanteln auf dem Nacken gestoßen ist. Ich bin ja selbst meistens mit Trainingspartner unterwegs. Weil ich aber weiß, wie wichtig das gesunde Miteinander ist, verhalten wir uns stets respektvoll. Mach es am besten auch so, dann trainiere ich auch gerne mal mit dir, wenn wir uns im Studio begegnen.

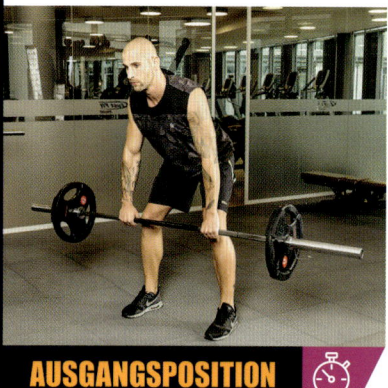

AUSGANGSPOSITION

In der Ausgangsposition stehst du wie beim Kreuzheben, nur dass die Hantelstange weniger Gewicht trägt (bei Frauen vielleicht sogar ohne Gewicht) und in der Luft bleibt. Das heißt: Stelle die Füße ungefähr schulterbreit und parallel auseinander, Knie über Fußspitzen, die Beine gebeugt, das Gesäß weit nach hinten herausgeschoben und den Oberkörper so weit es geht nach vorne gelehnt, solange du den Rücken gerade halten kannst. Die Hantel hältst du im Obergriff, die Handinnenflächen zeigen also in Richtung deines Körpers.

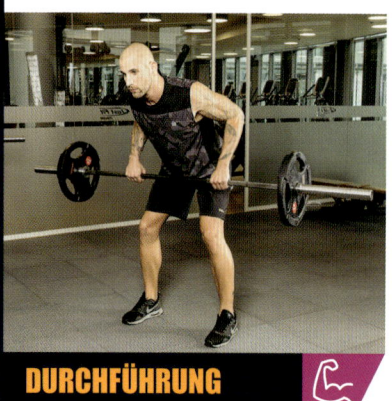

DURCHFÜHRUNG

Ziehe die Ellbogen nach oben zur Decke und halte dabei den Oberkörper in der gleichen Position. Atme aus, während du die Hantel nach oben ziehst. Senke die Hantel dann wieder ab und atme dabei ein. Bleibe während der der gesamten Bewegung in der gleichen Körperposition und achte vor allem darauf, deinen unteren Rücken gerade zu halten.

SO FÜHLT ES SICH RICHTIG AN

Du wirst bei dieser Übung ganz besonders den unteren Rücken, das Gesäß und die Oberschenkel spüren. Aber eigentlich machen der große Rückenmuskel und der Bizeps die meiste Arbeit.

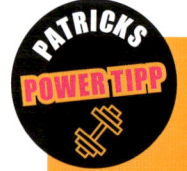

PATRICKS POWER TIPP

Die Übung ist wirklich ultimativ effektiv. Aber auch anstrengend. Und deshalb ermüdet man schnell dabei. Stell dich deswegen bei dieser Übung immer neben einen Spiegel und kontrolliere deinen unteren Rücken.

KLIMMZUG

Klimmzüge kannst du im Studio an Klimmzugstangen, Klimmzuggeräten oder einer Multipresse mit hoch hängender Hantel durchführen. Hänge dich dazu einfach mit etwas mehr als schulterbreitem Griff an die Stange. Ziehe die Schultern herunter, damit du Spannung im Oberkörper aufnimmst.

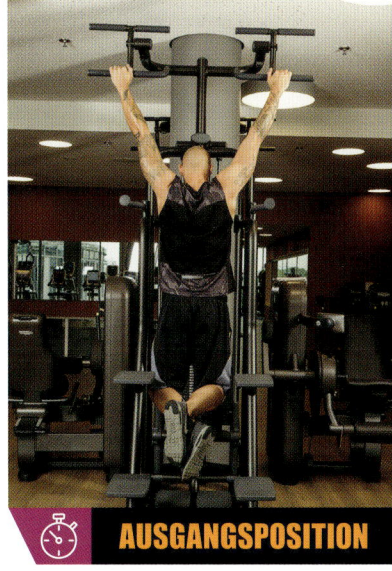

AUSGANGSPOSITION

Ziehe den Oberkörper nach oben, bis dein Kinn an oder über der Stange ist. Atme dabei aus. Senke den Oberkörper langsam wieder ab und atme dabei ein. Die Füße sollten unten den Boden nicht berühren.

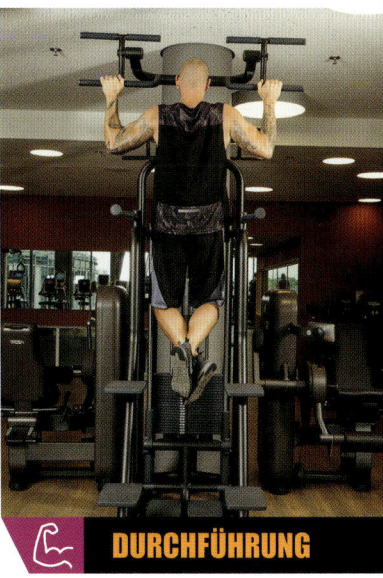

DURCHFÜHRUNG

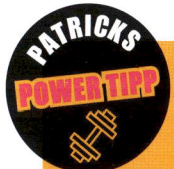

PATRICKS POWER TIPP

Freie Klimmzüge kennt zwar jeder, aber nicht jeder kann sie. Wenn du nur einen Klimmzug schaffst, brauchst du diese Übung noch nicht machen. Arbeite fleißig am Lat-Zug oder an einem Klimmzuggerät mit Unterstützung, dann baust du genug Muskeln für freie Klimmzüge auf.

SO FÜHLT ES SICH RICHTIG AN

Du wirst sofort den Rücken und die Armmuskeln spüren. Zusätzlich werden auch Schultern und Brust ein bisschen trainiert.

KREUZHEBEN MIT LANGHANTEL

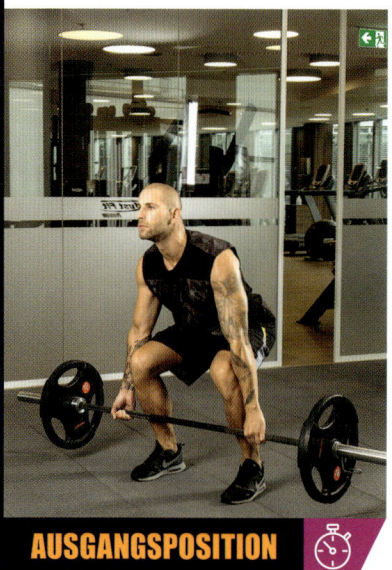

AUSGANGSPOSITION

Zunächst musst du die Langhantel vom Boden anheben. Dazu stellst du die Füße etwas mehr als schulterbreit auseinander vor die Hantel. Die Fußspitzen zeigen nach vorne und leicht nach außen. Geh in die Knie wie bei einer Kniebeuge und schiebe dein Gesäß ganz weit nach hinten heraus, damit dein Rücken komplett gerade ist. Fasse die Langhantel etwas mehr als schulterbreit im Kreuzgriff, also mit einer Hand nach innen und mit der anderen nach außen gedreht. Nun hebst du die Hantel an und hältst sie in der Knieposition stabil.

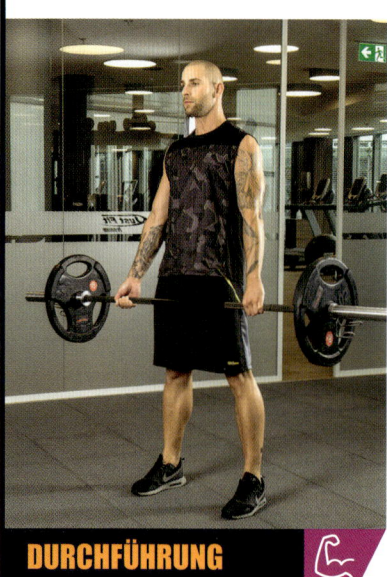

DURCHFÜHRUNG

Strecke Beine und Rücken gleichzeitig und hebe so die Langhantel vom Boden ab. Halte den Rücken gerade und die Kniespitzen über den Fußspitzen. Das Körpergewicht verteilst du gleichmäßig auf beide Füße. Atme während des Anhebens aus. Je weiter du die Beine streckst, desto mehr schiebst du die Hüfte nach vorne, bis du aufrecht stehst. Nachdem du im aufrechten Stand angekommen bist, beugst du die Beine wieder und schiebst das Gesäß nach hinten heraus. Halte die Langhantel stets eng am Körper. Atme während der Abwärtsbewegung ein. Setze die Langhantel nicht ab, bevor du wieder die Richtung wechselst.

SO FÜHLT ES SICH RICHTIG AN

Beim Kreuzheben werden vor allem der untere Rücken, das Gesäß und die Beine trainiert. Aber eigentlich spürst du alles, auch deine Unterarme, deinen Nacken und deine Finger.

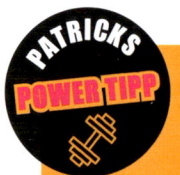

PATRICKS POWER TIPP

Meistens nehmen die Jungs zu viel Gewicht beim Kreuzheben und machen sich so den Rücken kaputt. Bei Mädels ist das genau andersherum, die nehmen gern weniger Gewicht, als sie eigentlich verarbeiten können. Als Anfänger ist das ja auch gut so, aber denk daran, das Gewicht regelmäßig zu steigern, damit du auch weiter Fortschritte hast.

Stell dir eine Hantelbank ein bisschen schräg ein und lege dich mit dem Gesicht zum Boden darauf. Greif die Kurzhanteln und halte sie mit leicht gebeugten Armen vor dir.

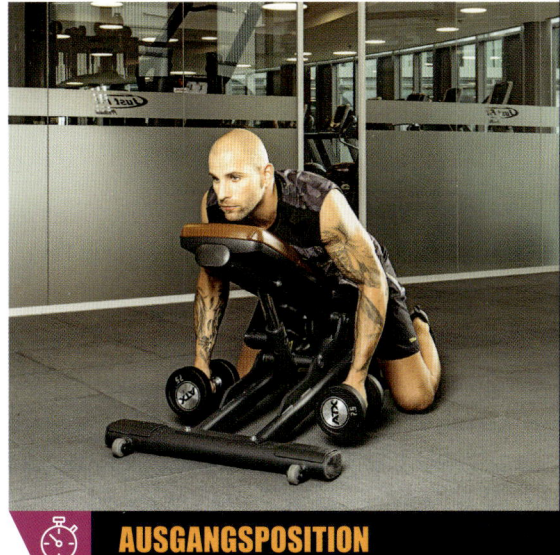

AUSGANGSPOSITION

Zieh die Ellbogen nach oben zur Decke. Der Ellbogenwinkel verändert sich aber nicht. Die Arme bleiben die ganze Zeit fast gestreckt. Atme aus, während du die Arme hebst. Sobald du die Arme nicht mehr weiter heben kannst, senkst du sie wieder langsam zum Boden ab und atmest dabei ein. Dein Oberkörper liegt während des gesamten Satzes flach und unbewegt auf dem Polster der Hantelbank.

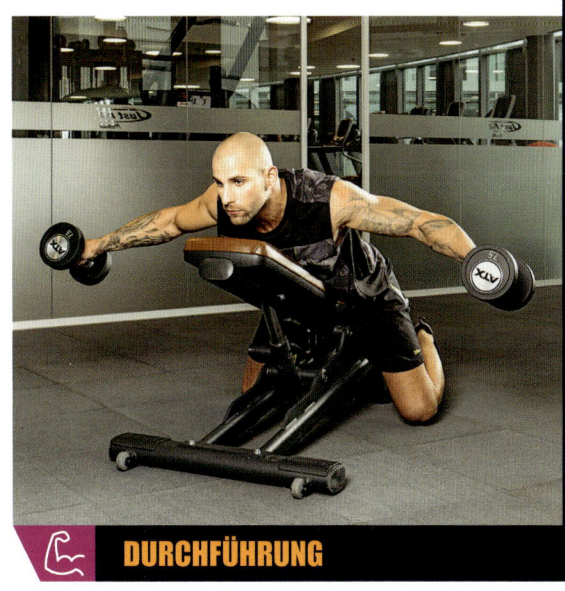

DURCHFÜHRUNG

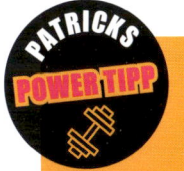

PATRICKS POWER TIPP

Nimm kleine Hanteln, auch wenn das nicht so cool aussieht. Aber du musst die Übung ohne Schwung machen und die hinteren Schultermuskeln sind sehr schwache Muskeln. Das geht nur mit wenig Gewicht. Dafür sehen die großen Muskeln nachher umso cooler aus.

SO FÜHLT ES SICH RICHTIG AN

Du spürst deutlich deinen oberen Rücken und ein bisschen den Nacken.

KNIEBEUGE MIT LANGHANTEL

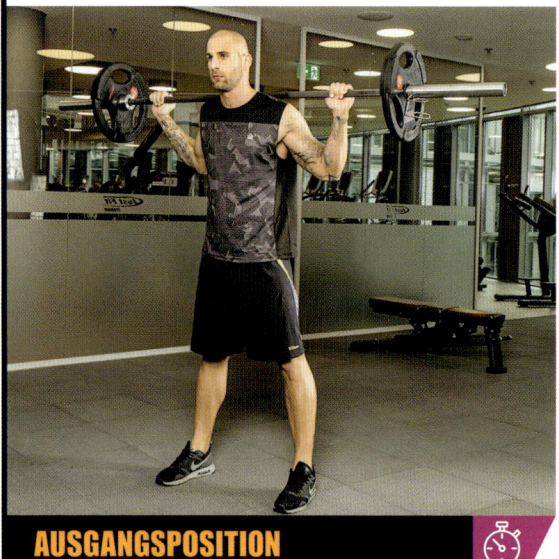

AUSGANGSPOSITION

Du stehst im aufrechten Stand, die Hantel liegt auf deinem Nacken, die Knie sind leicht gebeugt. Die Füße stehen parallel und etwas weiter als hüftbreit auseinander. Das Körpergewicht ist vollflächig auf beide Füße verteilt.

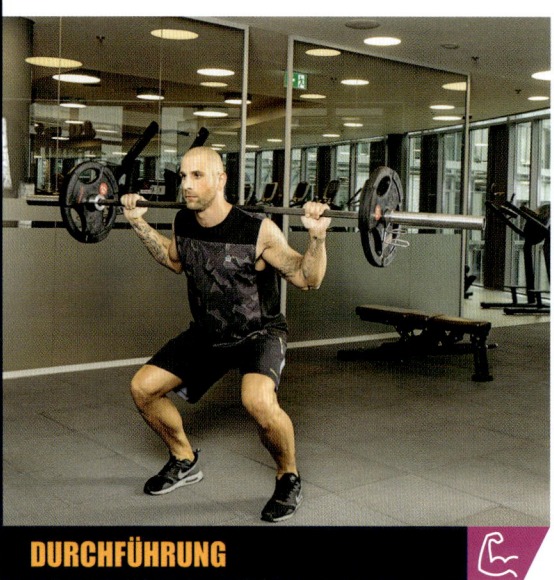

DURCHFÜHRUNG

Beuge langsam die Knie und schiebe gleichzeitig dein Gesäß weit nach hinten. So hältst du den Rücken gerade. Die Kniespitzen bleiben immer genau über den Fußspitzen. Beuge die Beine, bis du mindestens einen Winkel von 90° zwischen Ober- und Unterschenkel hast. Atme während der Abwärtsbewegung ein. Sobald du die Beine wieder streckst, atmest du aus und musst dich bitte stark darauf konzentrieren, die Knie über den Füßen zu halten. Sie dürfen nicht nach innen knicken.

SO FÜHLT ES SICH RICHTIG AN

Kniebeugen trainieren die Oberschenkel, das Gesäß, die Waden und ganz besonders den unteren Rücken. Das wirst du spätestens am nächsten Tag beim Muskelkater spüren.

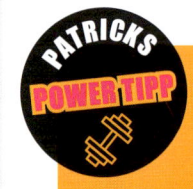

PATRICKS POWER TIPP

Du weißt ja: Je schneller du Muskeln aufbauen willst, desto langsamer musst du dich bewegen. Mach das mal bei Kniebeugen, dann weißt du, was es heißt, in den Beast Mode zu gehen ...

BEINSTRECKEN AM GERÄT

Zuerst musst du das Gerät auf deine Bedürfnisse einstellen. Das Fußpolster kommt auf Höhe der Fußgelenke. Die Rückenlehne wird so eingestellt, dass die Bewegungsachse des Gerätes auf der gleichen Höhe ist wie dein Kniegelenk. Dann kannst du dich setzen und das Gewicht wählen. Das Fußpolster wird so eingestellt, dass du mit so weit wie möglich gebeugten Knien anfängst.

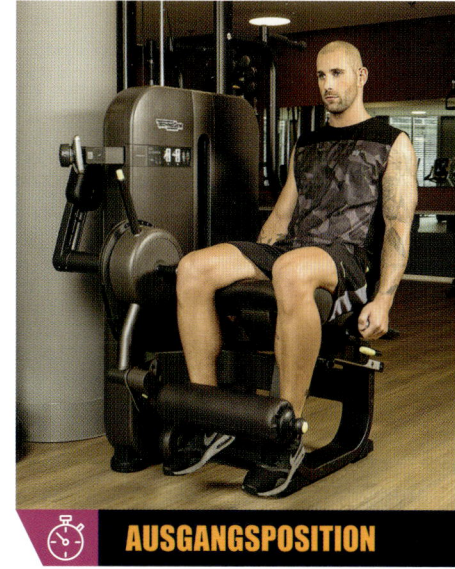

AUSGANGSPOSITION

Strecke die Beine langsam nach oben. Du kannst sie wirklich voll durchstrecken, das mögen die Knie bei diesem Gerät. Atme dabei aus. Danach lässt du die Beine wieder langsam absinken und atmest ein. Lass das Gewicht aber nicht aufsetzen, sondern halte kurz vorher an und strecke die Beine wieder.

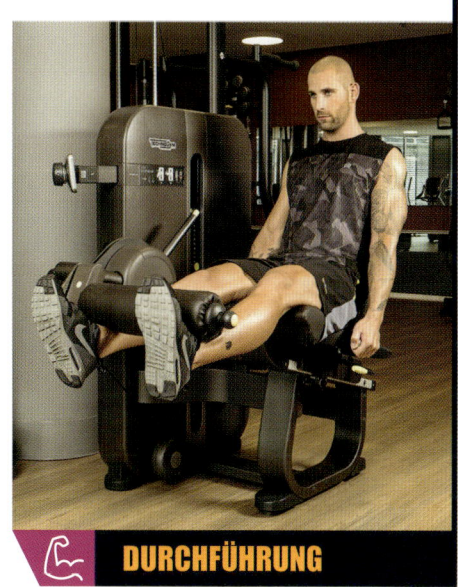

DURCHFÜHRUNG

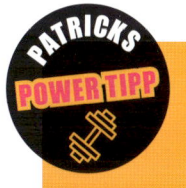

PATRICKS POWER TIPP

Spann die Oberschenkel fest an, wenn du sie streckst. Das reizt dann wirklich alle Fasern im Muskel und gibt dir noch mal einen ordentlichen Schub Muskelwachstum!

SO FÜHLT ES SICH RICHTIG AN
Wenn deine Oberschenkel brennen, hast du alles richtig gemacht.

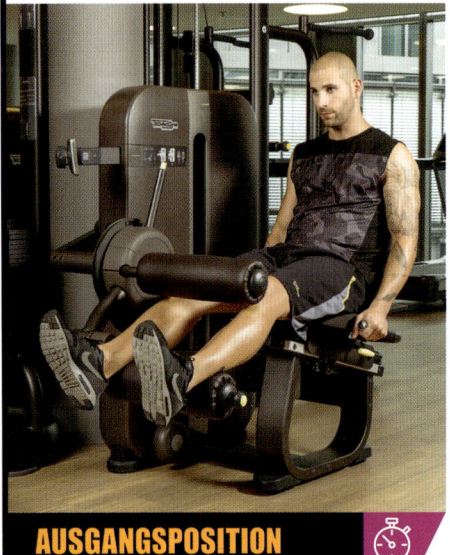

AUSGANGSPOSITION

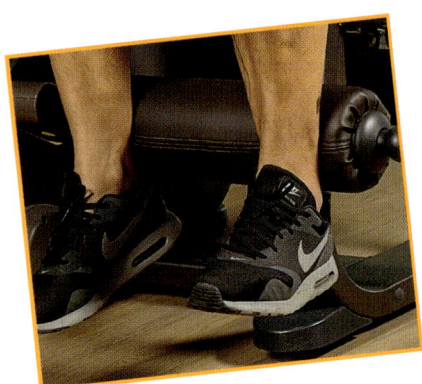

Bei diesem Gerät stellst du zuerst das Fußpolster so ein, dass es an deiner Achillessehne anliegt (siehe kleines Foto). Du startest dann mit gestreckten Beinen, sobald du dich hingesetzt hast.

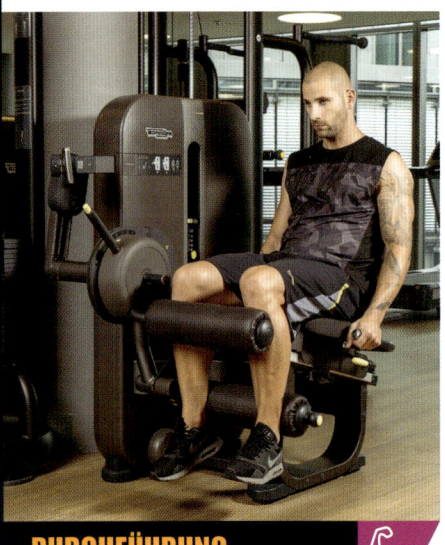

DURCHFÜHRUNG

Winkle die Knie an, sodass deine Fersen sich zu deinem Gesäß bewegen. Eine Berührung muss nicht stattfinden, beuge die Beine einfach, so weit du kannst, und atme dabei aus. Anschließend streckst du die Beine wieder und atmest dabei ein. Lass das Gewicht nicht aufsetzen, sondern halte kurz vorher an und beuge dann die Beine wieder.

SO FÜHLT ES SICH RICHTIG AN

Die Oberschenkelrückseite beugt deinen Unterschenkel, der untere Rücken stabilisiert diese Bewegung.

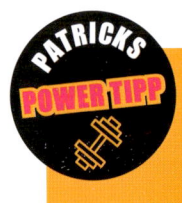

PATRICKS POWER TIPP

Vor allem das Anwinkeln des Beines wird von den meisten Personen zu schnell vorgenommen. Für maximales Muskelwachstum beugst und streckst du die Beine langsam.

Du stehst mit den Zehenspitzen auf der Kante eines Steppers oder eines Kastens. Die Hantelstange liegt auf deinem Nacken. Mit den Händen hältst du die Stange fest, wobei die Handinnenflächen nach vorne-oben zeigen. Die Fersen sind zum Boden abgesenkt und du spürst womöglich eine Dehnung in der Wade. Die Beine sind fast gestreckt und der Rücken gerade.

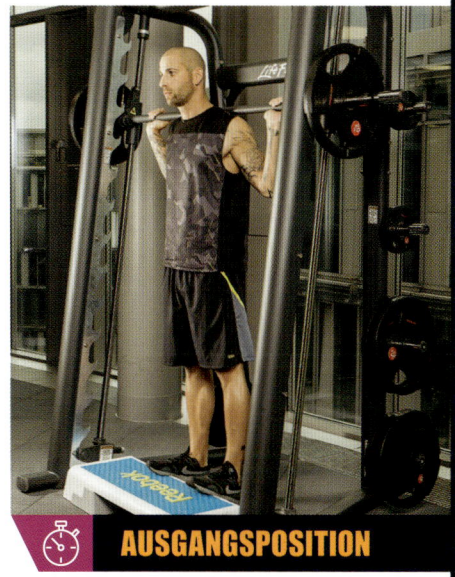

AUSGANGSPOSITION

Strecke die Fußgelenke und gehe auf die Zehenspitzen. Spanne dabei deine Waden fest an und atme aus. Du hältst während der Bewegung die Körperspannung aufrecht, sodass kein anderer Körperteil sich bewegt. Senke die Fersen wieder langsam zum Boden ab, bis es nicht mehr geht. Bleib aber weiterhin auf dem Stepper stehen. Atme während der Abwärtsbewegung aus.

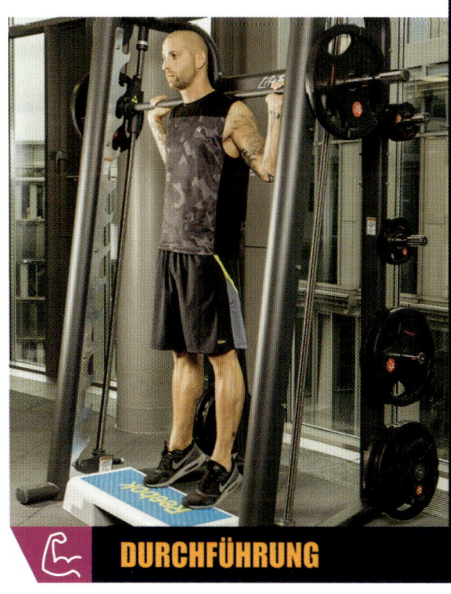

DURCHFÜHRUNG

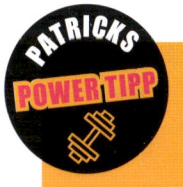

PATRICKS POWER TIPP

Bleib in der obersten Position für eine Sekunde auf den Zehenspitzen stehen. So werden auch noch die letzten Muskelfasern in deiner Wade gereizt und zum Wachsen gebracht.

SO FÜHLT ES SICH RICHTIG AN

Die Übung heißt Wadenheben und genau das passiert dann auch: deine Waden werden wachsen, bis sie sich zu einer schönen Diamantform erhoben haben.

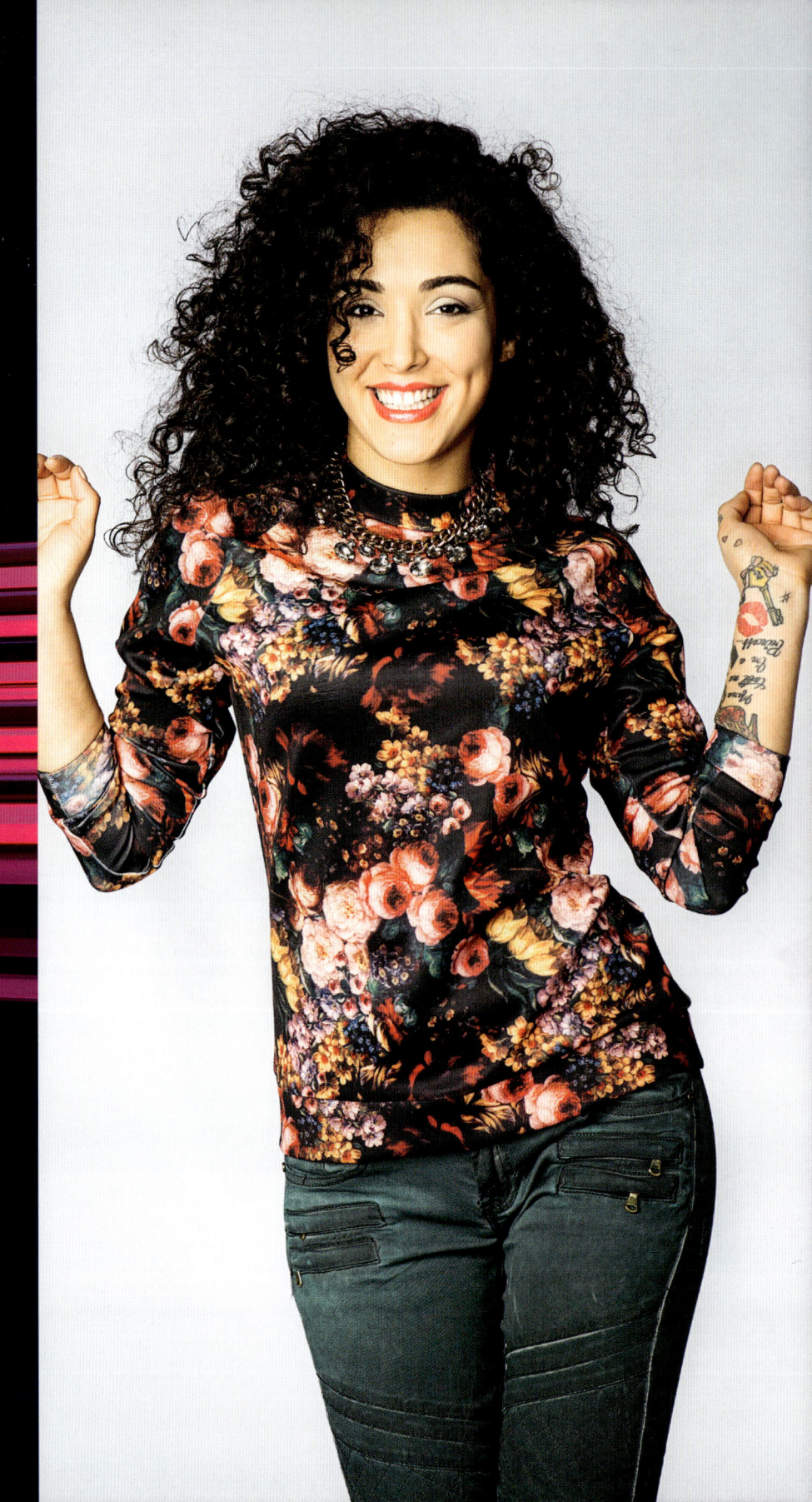

JOLEEN

- Alter: 28
- Größe: 166 cm
- Gewicht: 59 kg
- Fitnessziele: Gewicht halten, schlank bleiben
- Trainingslocation: Fitnessstudio
- neugierig, liebt Gossip und lästert ab und an
- quirlig, aufgedreht, für jeden Spaß zu haben
- im Nachtleben aktiv, Partymaus
- Joleen liebt das WG-Leben, auch wenn es manchmal anstrengend ist: Man ist füreinander da.
- Jans beste Freundin, geht mit ihm schon seit Jahren durch dick und dünn
- Modebloggerin (Instagram-Account: nixzumanziehen), Fashion-Victim
- arbeitet im Triple A, einem angesagten Club in Köln, als Barkeeperin und parallel in der Kunstbar, ebenfalls als Barkeeperin
- genießt die Aufmerksamkeit der Männer
- hat früher als Model gearbeitet
- ihr Äußeres ist ihr sehr wichtig
- Schwäche: Temperament, wird schnell zickig
- Stärke: treue Freundin

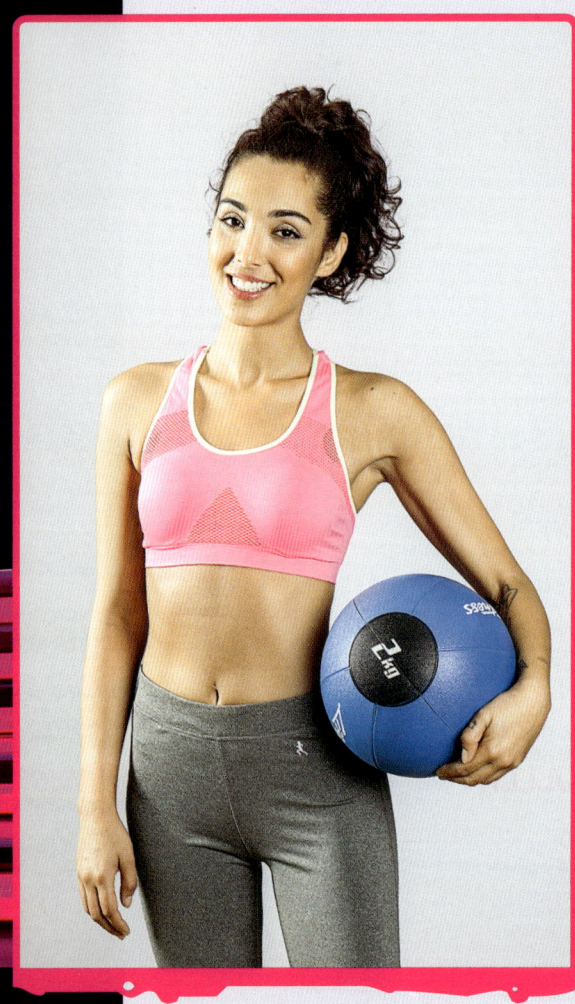

Schließlich habe ich früher auch gemodelt und habe jetzt meinen Fashion-Account auf Instagram. Falls du ihn noch nicht kennst, er heißt nixzumanziehen und ist echt supercool.

Aber zurück zum Thema: Für meinen Modeaccount muss ich immer schön schlank sein, damit ich in die coolen Klamotten reinpasse, die ich dort zeige. Das ist nämlich das, was mich antreibt: Ich liebe es, eine 34 und vielleicht mal eine 36 zu tragen. Irgendwie gefallen mir die Klamotten an mir selbst einfach am besten, wenn ich sie in diesen Größen kaufen kann. Klar denke ich, dass sich jeder in seiner Haut wohlfühlen sollte, egal, welche Kleidergröße er trägt. Aber für mich persönlich ist es eben wichtig, schlank zu bleiben, weil ich mich so am wohlsten fühle.

Und das schaffe ich nur mit Disziplin, Ehrgeiz, Durchhaltevermögen und natürlich Sport. Deshalb wollte ich bei diesem Buch mitmachen. Ich will dabei helfen, dir zu zeigen, was du erreichen kannst, damit du dich einfach supergut in deiner eigenen Haut fühlst.

Weißt du, es ist echt nicht leicht, sportlich und fit zu bleiben, wenn man ein Leben führt wie ich. Bei mir dreht sich alles um Party, Clubbing, Abtanzen, Abfeiern und coole Abende mit meinen Freunden. Daneben bin ich ständig shoppen und gebe mein Gehalt vom Triple A und der Kunstbar immer direkt für die neuesten Klamotten und Schuhe aus. Ich liebe es eben, mich neu einzukleiden, mich selbst immer wieder neu zu erfinden und mich dabei einfach wohlzufühlen. Aber trotzdem verliere ich nicht aus den Augen, dass der Körper Schlaf und Bewegung braucht, um gesund zu bleiben. Mit meinen Jobs im Triple A und in der Kunstbar bin ich natürlich mehrmals die Woche die ganze Nacht wach und schlafe oft weit in den Tag hinein. Aber das ist auch wichtig. Denn wie du bestimmt schon weißt, ist Schlaf sehr wichtig, um schlank zu bleiben. Ich sehe es einfach so: Wenn ich schlafe, esse ich nicht. Oder isst du

HEY DU!

Du kennst mich bestimmt, oder? Ich bin die einzig wahre und wunderbare Joleen. Spaß beiseite, aber wie du sicher weißt, habe ich Patrick einen kleinen Gefallen getan und bei diesem coolen Fitnessbuch mitgemacht. Ich dachte mir, warum denn nicht? Ich weiß, es ist gar nicht mal so einfach, immer schön schlank zu bleiben und diszipliniert zu sein. Aber eigentlich ist es auch gar nicht so schwer. Weißt du, was mir immer hilft, wenn ich wieder schwach werde und mich mit Schokolade und Eiscreme – oh Gott, ich liebe Schokolade und Eiscreme – vollstopfe? Ich halte mir vor Augen, wie ich aussehen will.

etwa im Schlaf? Jedenfalls versuche ich, zwischen meinen Schichten in der Gastro immer wieder kleine Sporteinheiten zu machen. Ich gehe dafür zum Beispiel gerne raus zum Joggen, ich liebe die frische Luft und die Ruhe in den Kölner Parks. Aber ich gehe auch echt gerne ins Fitnessstudio. Denn obwohl es eigentlich egal ist, wie man aussieht, wenn man Sport macht, mir ist es nicht egal. Patrick hat mir schon oft gesagt, dass ich mich nicht so anstellen soll und mich nicht extra stylen muss, um trainieren zu gehen. Aber irgendwie ist es doch so: Für viele ist das Trainieren im Fitnessstudio doch ein einziges Sehen und Gesehenwerden. Na ja, und wenn ich schon gesehen werde, will ich auch gut aussehen. Schließlich weiß man ja nie, ob nicht irgendwo ein süßer Typ trainiert und dich dabei beobachtet. Entscheidend ist doch, dass ich mein Trainingsprogramm durchziehe und somit fit bleibe.

Ich will dir damit sagen, dass du dich nicht zu verstecken brauchst. Ich glaube, jeder ist auf seine eigene Art und Weise besonders und darf das auch zeigen. Und wenn du dich eben in einer kurzen Minishorts und im Sport-BH am wohlsten fühlst, stellst du dich genau mit diesem Outfit aufs Laufband. Wenn du lieber in Jogginghose und Schlabberoberteil trainieren gehst, mach es. Hauptsache, du fühlst dich wohl und tust was für dich. Ich von meiner Seite kann dazu jedenfalls nur sagen: Man trainiert am besten und effektivsten, wenn man sich in seiner Haut pudelwohl fühlt. Und dahin soll dich dieses Buch ja bringen.

Ich finde es auf jeden Fall supercool, dass du dieses Buch gekauft hast, denn es wird dir ganz sicher dabei helfen, schlank zu werden und es zu bleiben, wenn du dich richtig reinhängst. Und nur mal so nebenbei: Denk jetzt bloß nicht, ich sei perfekt, weil ich mein verrücktes Leben auch noch mit Sport auf die Reihe kriege. Glaub mir, es gibt genug Abende, an denen Jan mal wieder irgendwas

Leckeres gekocht hat, und obwohl ich schon etwas gegessen habe und nicht mehr so spät essen wollte, hab ich immer wieder zugeschlagen. Denn wenn ich etwas nicht widerstehen kann, sind es Jans Kochkünste. Aber hey, solange du ausgeglichen isst und Sport machst, kann nichts passieren.

Also, du sexy Wundermensch: Liebe dich selbst so sehr, wie ich mich selbst liebe, und tu das Allerbeste für deinen Körper. Gib ihm Bewegung, gutes und leckeres Essen und schlafe viel, denn sind das nicht (neben dem Shopping natürlich) die schönsten Dinge überhaupt?

Ich drücke dich auf jeden Fall und wünsche dir super viel Spaß bei deinem Workout.

Xoxoxo

JOLEEN

SO HÄLT JOLEEN SICH FIT:
TRAININGSPLAN FÜRS STUDIO

Joleens Trainingsplan ist besonders geeignet für Girls, die den Komfort eines Studios nutzen und vielleicht auch einige Kurse besuchen oder Ausdauertraining machen möchten. Im Studio sind die Gewichte leicht regulierbar und die Bewegungen wegen des perfekten Equipments relativ sicher.

ANFÄNGER
Anfänger sollten mit zweimal Training pro Woche starten. An beiden Tagen werden dieselben Übungen trainiert. Die Trainingseinheiten bestehen aus sechs Übungen, die den gesamten Körper trainieren. Mit einer Wiederholungszahl von 20 wirst du keine großen Gewichte bewegen und bekommst eine schlanke, sportliche Figur. Die Gewichtsangaben sollen nur als Orientierung dienen. Du wirst das Gewicht auf jeden Fall deinen eigenen Bedürfnissen anpassen müssen. Aber so siehst du schon mal, in welche Richtung es beim Gewicht geht. Die Übungen findest du ab Seite 60.

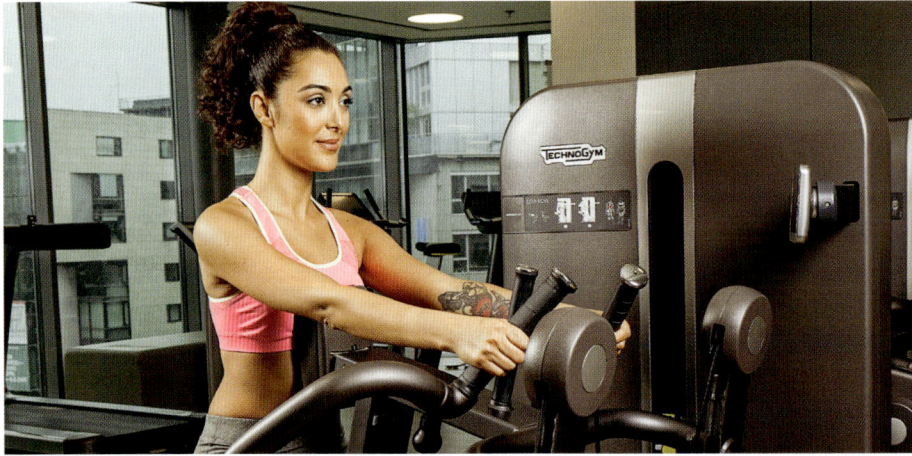

ÜBUNG	SÄTZE	WIEDERHOLUNGEN	GEWICHT ALS ORIENTIERUNGSHILFE
Beinpresse	2	20	30 kg
Kreuzheben mit Kurzhanteln	2	20	5 kg/Seite
Butterfly-Maschine	2	20	15 kg
Rudermaschine	2	20	20 kg
Bauchmaschine	2	20	15 kg
Rückenstreckermaschine	2	20	20 kg

FORTGESCHRITTENE

Joleen trainiert derzeit nach diesem Plan, den ich ihr ausgearbeitet habe. Sie trainiert dreimal pro Woche. An jedem Tag sind andere Muskelgruppen dran. Auf diese Weise kann sie sich mit mehr als einer Muskelgruppe beschäftigen und hat schnellen Erfolg.

Der Plan ist voll auf Figurforming ausgelegt, sowohl was die Übungsauswahl als auch die Wiederholungs- und Satzzahl angeht. Die Gewichtsangaben sollen auch hier nur als Orientierung dienen. Du wirst das Gewicht auf jeden Fall deinen eigenen Bedürfnissen anpassen müssen. Die Übungen findest du ab Seite 68.

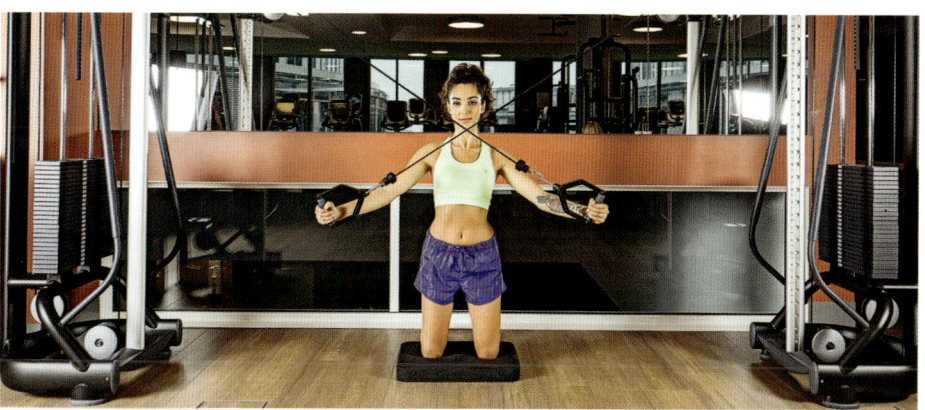

TAG 1 – OBERKÖRPERVORDERSEITE

Übung	Sätze	Wiederholungen oder Zeit	Gewicht
Planke an der Multipresse	3	30 Sekunden	eigenes Körpergewicht
Butterfly mit Kurzhanteln	3	20 Wiederholungen	8 kg / Seite
Roll-out mit Langhantel	3	20 Wiederholungen	eigenes Körpergewicht
Bauchmaschine – Rotation	3	10 Wiederholungen / Seite	15 kg

TAG 2 – OBERKÖRPERRÜCKSEITE

Übung	Sätze	Wiederholungen oder Zeit	Gewicht
Einbeiniges Kreuzheben mit Kurzhanteln	3	10 Wiederholungen / Seite	5 kg / Seite
Lat-Zug	3	20 Wiederholungen	40 kg
Rudern mit Kurzhanteln	3	20 Wiederholungen	2,5 kg / Seite
Reverse Butterfly am Kabelzug	3	20 Wiederholungen	2,5 kg / Seite

TAG 3 – BEINE (UNTERKÖRPER)

Übung	Sätze	Wiederholungen	Gewicht
Kniebeuge mit Medizinball	3	20	10 kg
Adduktoren-Maschine	3	20	20 kg
Abduktoren-Maschine	3	20	20 kg
Wadenheben mit Medizinball	3	20	10 kg

ANFÄNGER
BEINPRESSE

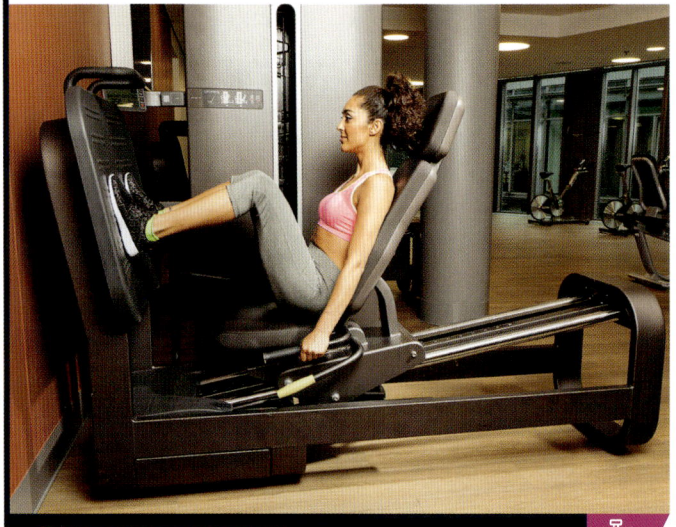

AUSGANGSPOSITION

Du sitzt an der Beinpresse und stellst die Füße auf die Fußplatte. Halte die Füße parallel, beide Fußspitzen zeigen nach oben. Die Knie sind leicht angewinkelt. Löse die Bremse an der Beinpresse und beuge langsam die Beine. Halte die Kniespitzen über den Fußspitzen. Atme ein, während die Beine sich beugen.

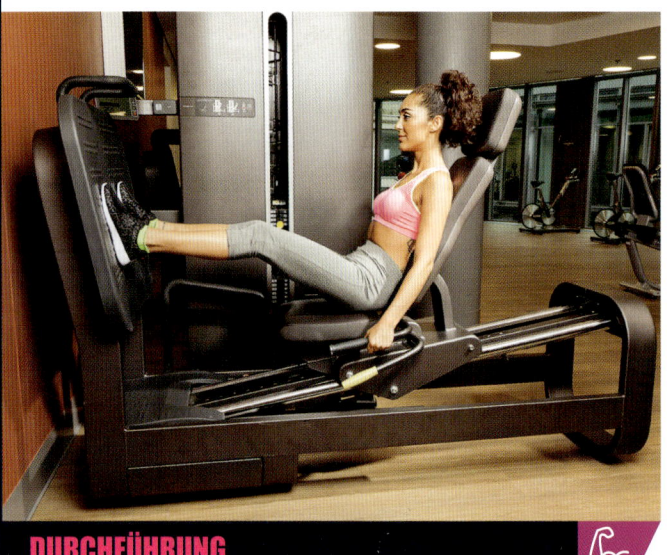

DURCHFÜHRUNG

Wenn die Beine ungefähr 90° gebeugt sind, streckst du sie wieder und atmest dabei aus, bis du wieder in der Ausgangsposition angekommen bist.

SO FÜHLT ES SICH RICHTIG AN

Das Gewicht ist beidseitig jeweils auf dem ganzen Fuß verteilt. Du spürst die Belastung vor allem in den Oberschenkeln und im Gesäß.

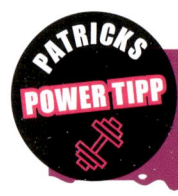

PATRICKS
POWER TIPP

Gerade bei einer Übung mit viel Gewicht musst du darauf achten, weiterzuatmen. Vermeide Pressatmung, das ist nicht gut für dich.

KREUZHEBEN MIT KURZHANTELN

Nimm zwei Kurzhanteln und stell dich mit etwas mehr als schulterbreit voneinander entfernten Füßen hin; die Fußspitzen zeigen nach vorne und leicht nach außen. Die Handinnenflächen sind parallel zum Körper ausgerichtet und die Hanteln berühren deine Oberschenkel.

Geh in die Knie wie bei einer Kniebeuge und schiebe dein Gesäß ganz weit nach hinten heraus, damit dein Rücken komplett gerade bleibt. Mit den Hanteln hältst du sanften Kontakt zu deinen Beinen. Beuge die Knie bis etwa 90° und atme dabei ein.

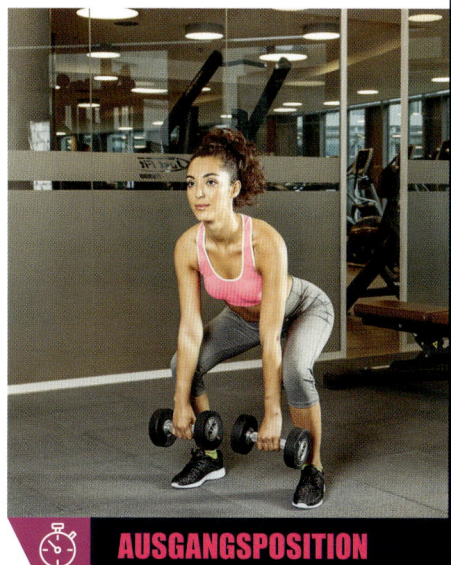

AUSGANGSPOSITION

Um wieder hoch zu kommen, streckst du die Beine und richtest gleichzeitig den Rücken auf. Halte den Rücken gerade und die Kniespitzen über den Fußspitzen. Das Körpergewicht verteilst du gleichmäßig auf beide Füße. Atme während des Anhebens aus. Je weiter du die Beine streckst, desto mehr schiebst du die Hüfte nach vorne, bis du aufrecht stehst.

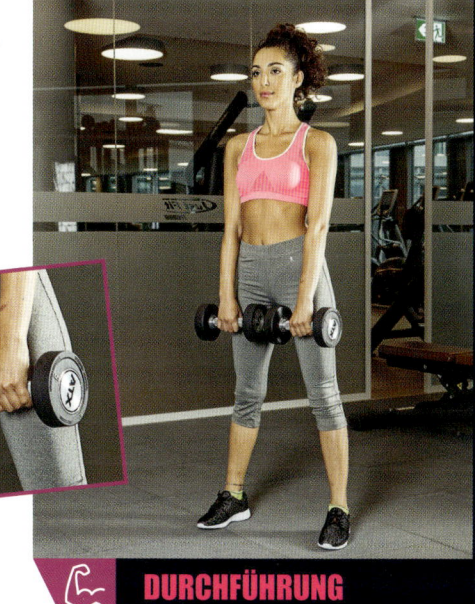

DURCHFÜHRUNG

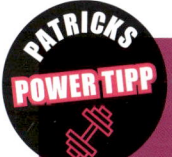

PATRICKS POWER TIPP

Oft nehmen die Jungs zu viel Gewicht beim Kreuzheben und machen sich so den Rücken kaputt. Bei Mädels ist das genau andersherum, die nehmen gern weniger Gewicht, als sie eigentlich verarbeiten können. Als Anfänger ist das ja auch gut so, aber denk daran, das Gewicht regelmäßig zu steigern, damit du auch weiter Fortschritte hast.

SO FÜHLT ES SICH RICHTIG AN

Beim Kreuzheben werden vor allem der untere Rücken, das Gesäß und die Beine trainiert. Aber eigentlich spürst du alles, auch deine Unterarme, deinen Nacken und deine Finger.

3 BUTTERFLY-MASCHINE

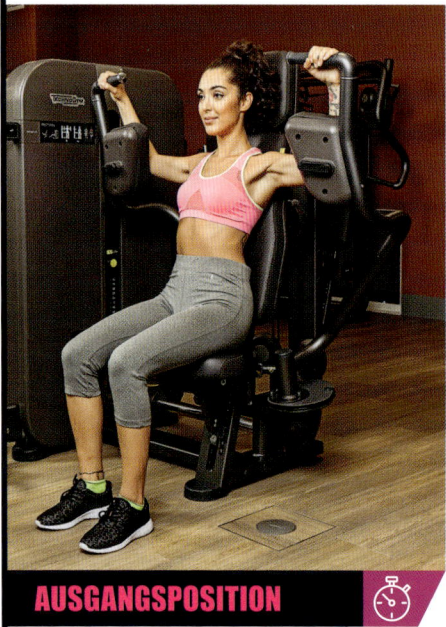

AUSGANGSPOSITION

Setz dich auf das Gerät, dein Rücken liegt eng am Rückenpolster. Die Griffhöhe stellst du so ein, dass sich die Hände auf Brusthöhe befinden. Die Ellbogen sind leicht gebeugt, die Handinnenflächen zeigen zueinander.

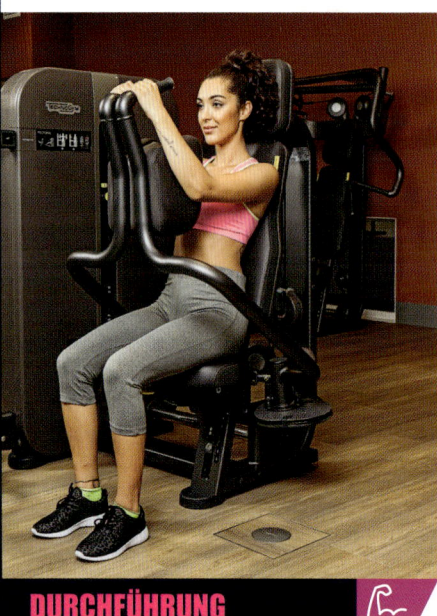

DURCHFÜHRUNG

Bringe die Hände vor dem Körper zusammen, ohne dabei die Ellbogen zu beugen. Atme aus, während du die Hände zusammenführst, und ein, wenn du sie wieder auseinandergehen lässt.

SO FÜHLT ES SICH RICHTIG AN

Wenn du in der Brustmuskulatur den Pump spürst.

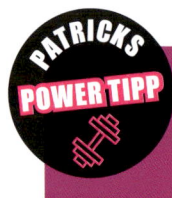

PATRICKS
POWER TIPP

Je weiter du die Hände zusammenbringst, desto intensiver wird die Übung. Spannst du dann noch die Brust zusätzlich an, holst du wirklich alles aus dir raus.

RUDERMASCHINE

Das Polster der Rudermaschine liegt genau in der Mitte deiner Brust an deinem Brustkorb, wenn du dich hingesetzt hast. Nimm die Griffe in die Hand und senke deine Schultern ab.

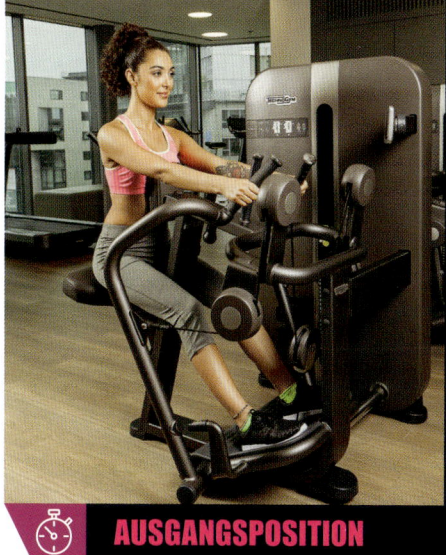

⏱ **AUSGANGSPOSITION**

Ziehe die Griffe zu dir heran. Dabei bleiben deine Handgelenke gerade und du atmest aus. Bleibe aufrecht sitzen und lehne den Oberkörper nicht zurück. Wenn du mit den Armen nicht mehr weiter nach hinten kannst, gib dem Widerstand langsam nach, sodass sich deine Arme wieder strecken. Atme dabei ein.

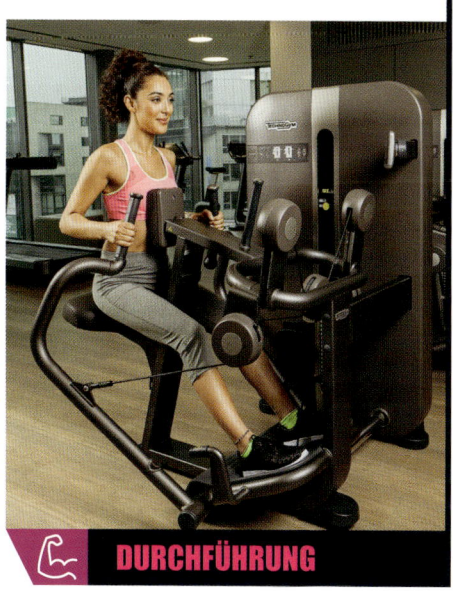

💪 **DURCHFÜHRUNG**

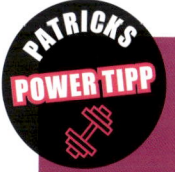

PATRICKS POWER TIPP

Stell dir vor, jemand zieht deine Ellbogen nach hinten, wenn du die Bewegung durchführst, dann machst du es automatisch richtig!

SO FÜHLT ES SICH RICHTIG AN

Dein Bizeps ist stark an der Bewegung beteiligt, aber die meiste Arbeit macht deine Rückenmuskulatur. Man spürt aber eher den Bizeps, weil es der kleinere Muskel ist.

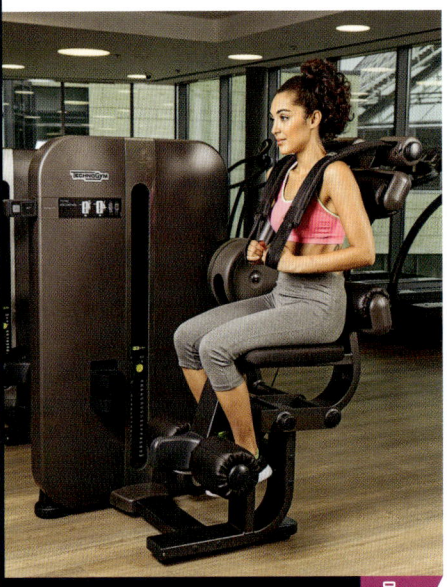

AUSGANGSPOSITION

Es gibt verschiedene Ausführungen dieses Geräts, entweder mit einem Bügel aus Plastik oder zwei Schlaufen, die wie Sicherheitsgurte in einem Rennauto an deinen Schultern liegen. Bei der Variante mit dem Bügel nimmst du den Bügel und ziehst ihn so herunter, dass dein Kopf zwischen den Griffen des Bügels bleibt. Die Hände bleiben während der gesamten Bewegung an den Griffen des Bügels. Bei der Variante mit den Gurten liegen die Gurte auf deinen Schultern wie auf dem Foto zu sehen. Du fasst mit den Händen die Schlaufen am Ende der Gurte, sodass deine Handinnenflächen zum Körper zeigen.

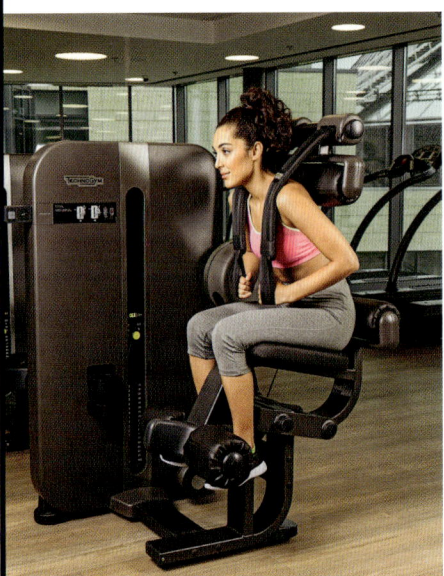

DURCHFÜHRUNG

Spann die Bauchmuskeln an und beuge dich nach vorne. Sobald es nicht mehr weiter nach vorne geht, richtest du dich langsam wieder auf. Beim Bauchmuskeltraining stellt sich eine flache Atmung ein, weil das Zwerchfell bei angespannter Bauchmuskulatur in seiner Beweglichkeit eingeengt ist. Atme aus, wenn du dich nach vorne beugst, und ein, wenn du dich aufrichtest.

SO FÜHLT ES SICH RICHTIG AN

Wenn du die Bauchmuskeln zusätzlich anspannst, wirst du sie bei der Übung ordentlich spüren.

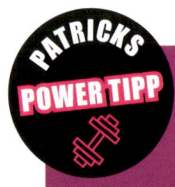

PATRICKS POWER TIPP

Versuche, den Bauch immer leicht einzuziehen, wenn du dich nach vorne beugst. So spannst du die Bauchmuskeln noch einmal zusätzlich an.

RÜCKENSTRECKERMASCHINE

Bevor du dich auf die Maschine setzt, musst du die Rückenlehne so einstellen, dass sie an deinen Schulterblättern liegt. Anschließend stellst du das Trainingsgewicht ein. Danach erst setzt du dich auf das Gerät und löst die Bremse, um dich ohne Gewicht so weit nach vorne zu lehnen, wie du kannst. Halte dabei den Rücken gerade.

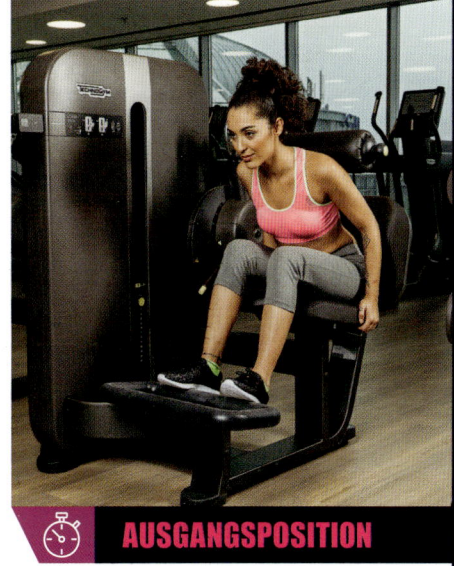

AUSGANGSPOSITION

Aktiviere deine Rückenmuskulatur und richte den Oberkörper auf. Atme dabei aus und lehne dich so weit wie möglich zurück. Jetzt folgt die Richtungsänderung und du musst die ganze Zeit darauf achten, den Rücken gerade zu halten. Gib dem Widerstand nach und lehne dich langsam wieder nach vorne. Atme ein und halte den Kopf aufrecht, der Blick ist in die Ferne gerichtet. Beuge den Kopf nicht nach hinten, denn das ist sehr unangenehm.

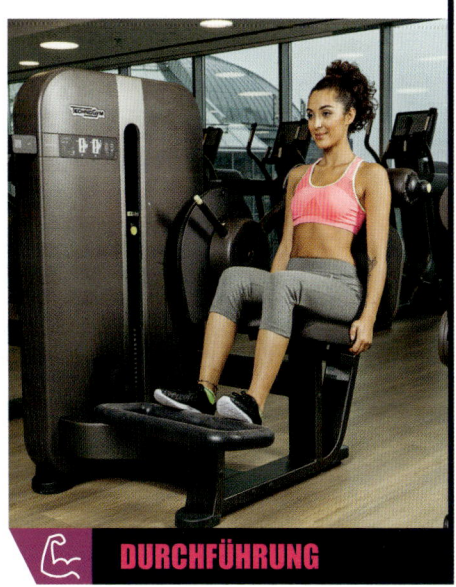

DURCHFÜHRUNG

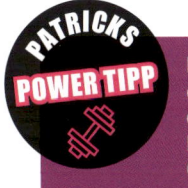

PATRICKS POWER TIPP

Mit deinen Händen hältst du dich entweder an der Seite des Sitzes fest oder du legst sie auf die Oberschenkel. Wenn du die Hände auf die Oberschenkel legst, besteht die Gefahr, dass die Arme deinem Rücken die Arbeit abnehmen, und der Trainingseffekt wird vermindert.

SO FÜHLT ES SICH RICHTIG AN

Du wirst schnell deine untere Rückenmuskulatur spüren. Manchmal fühlt es sich wie ein Hexenschuss an, aber das ist normal und ein gutes Zeichen bei dieser Übung.

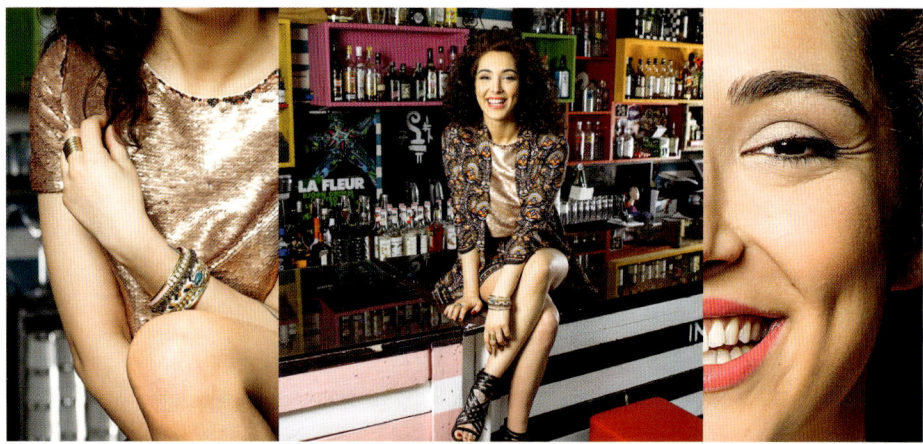

FLIRTTIPPS UND FLIRTKILLER IM STUDIO

Bringer	Killer
Um ins Gespräch zu kommen: »Kannst du mir bei der nächsten Übung Hilfestellung geben?«	Anbieten, Hilfestellung zu leisten, obwohl niemand gefragt hat.
Hilfestellung leisten, wenn du danach gefragt wirst.	Nach der Hilfestellung zu viel über die korrekte technische Ausführung reden.
Wenn man im Gespräch ist, nach dem Wohnort fragen.	Wenn man im Gespräch ist, nach der Trainings-regelmäßigkeit fragen (»Wie oft gehst du denn trainieren?«).
Frag sie / ihn, ob er / sie öfter alleine trainieren geht (aber nicht fragen, wie oft!): »Gehst du öfter alleine trainieren?« Wenn ja: »Ich auch, da haben wir ja was gemein-sam. Ich bin Patrick.« Du lächelst und gibst ihm / ihr die Hand. Wenn nein, fragst du nach den Bekannten im Studio.	Immer auf den Boden gucken, während ihr redet. Schau ihm / ihr regelmäßig in die Augen, ohne zu starren.
Menschen fühlen sich wohl, wenn ihr Gegenüber ähnlich steht wie sie (angelehnt oder frei, Arme hinter dem Rücken oder an den Seiten …). Locker stehen und Arme hängen lassen ist immer neutral und okay.	Mit verschränkten Armen vor der anderen Person ste-hen (es sei denn, die andere Person steht auch so).
Nach weiteren Bekannten im Studio fragen. Wenn er/ sie keine weiteren Bekannten im Studio hat, sagst du: »Na super, jetzt kennst du schon jemanden. Ich bin Patrick«, lächelst dabei und gibst ihm/ihr die Hand.	Sprüche wie: »Okay, dann zeig ich dir, was hier abgeht. Ich kenn hier alle und alle kennen mich. Halt dich einfach an das, was ich sage.«
Wenn er/sie weitere Bekannte hat, sagst du: »Ah okay, die kenne ich nicht / auch. Jetzt hast du einen Bekannten mehr«, lächelst dabei und gibst ihm/ihr die Hand.	Abfällige Bemerkungen machen, so in die Richtung: »Das sind ja nicht eben die Bringer. Bei mir kannst du echt mehr lernen.«
Wenn der oder die Bekannte der Partner der Person ist, sagst du »Cool, dann habt ihr ja bestimmt auch schon mal zusammen trainiert. Ich muss jetzt weiter-machen, wir können ja gleich noch mal quatschen«, lächelst und beendest den Flirt.	Beleidigt abziehen, wenn die andere Person ihren Partner erwähnt.

DIE SACHE MIT DEM KAFFEE ...

Wenn der erste Kontakt so weit gut verlaufen ist und du die Person gern näher kennenlernen willst, kannst du es so versuchen: »Hör mal, ich würde mich heute Abend ziemlich ärgern, wenn ich dich das nicht frage: Hast du Lust, mal mit mir einen Kaffee trinken zu gehen? Ich bin jetzt fertig mit dem Training, vielleicht könntest du mir deine Nummer geben, dann schreiben wir noch mal?«

Wichtig ist, dass ihr einen Kaffee (oder ein Wasser oder eine Apfelschorle) zusammen trinken geht und du nicht etwa gleich ein gemeinsames Training oder Kino vorschlägst. Das gute alte »Kaffee trinken gehen« ist kommunikativ und die unverbindlichste Form, sich kennenzulernen. Jeder kann drauf eingehen, jeder kann sich danach wieder rausziehen. Besser geht es nicht!

Wenn er/sie dir die Nummer gibt, bedankst du dich und gehst. Auch wenn dein Training eigentlich noch nicht ganz beendet war. Wenn er/sie dir die Nummer nicht gibt, sagst du: »Alles klar, kein Problem. Ich wollte nur mal fragen. Nimm es als Kompliment. Vielleicht sehen wir uns hier ja noch mal«, lächelst dabei, gibst ihm/ihr die Hand und gehst ebenfalls.

Wenn du nach dem Flirt nicht aus dem Studio verschwindest, wird es an dem Tag zu weiteren Begegnungen zwischen euch kommen, in denen ihr euch dann etwas befangen fühlen könntet. Wenn es noch viel zu besprechen gibt, zum Beispiel weil ihr einen gemeinsamen Freundeskreis habt, geht das klar. Aber besser ist es, das gute Erlebnis so stehen zu lassen und sich auf den Kaffee zu freuen. Deine Muskeln werden das schon verkraften. Außerdem: Wozu trainierst du deinen Körper, wenn nicht für Momente wie diese?

GERN GESEHEN IM STUDIO

Wenn du im Studio beliebt sein willst, dann solltest du ein paar Regeln beachten:

• Begrüße die Leute um dich herum mit einem Lächeln, ob du sie kennst oder nicht. – Beast-Mode-Training ist geil, keine Frage. Wer dadurch aber zum grimmigen Alleingänger mit Scheuklappen wird, bekommt statt freundlichem Hallo eher Abneigung entgegengebracht.

• Biete von selbst an, dich an den Geräten abzuwechseln. – Wenn ein Gerät belegt ist, an dem man auch trainieren möchte, fragt man üblicherweise, ob man sich abwechselt. Wenn du schon siehst, dass jemand auch an das Gerät möchte, kannst du ihm das Abwechseln auch von alleine anbieten. Offenheit ist immer sympathisch.

• Wenn du einen Trainingspartner hast, sei pünktlich. – Das hat nicht nur etwas mit der Zeit zu tun, die sonst für ein effektives Training fehlt. Es ist auch eine Frage des Respekts deinem Trainingspartner gegenüber.

• Sei flexibel und mach auch mal Kompromisse. – Man muss nicht immer stur seinen Stiefel durchziehen. Du kannst auch mal eine Übung tauschen, wenn es die Situation erfordert.

• Halte die Umkleide, Dusche und WC sauber. – Du willst doch auch nicht zum Spind kommen und dann erst mal von einem ekligen Geruch überfallen werden. Oder eine verschmutzte Toilette vorfinden. Dann schau dir nach der Benutzung selbst an, wie du die Sachen hinterlässt. Bei dir selbst fängt die Sauberkeit an.

FORTGESCHRITTENE
PLANKE AN DER MULTIPRESSE

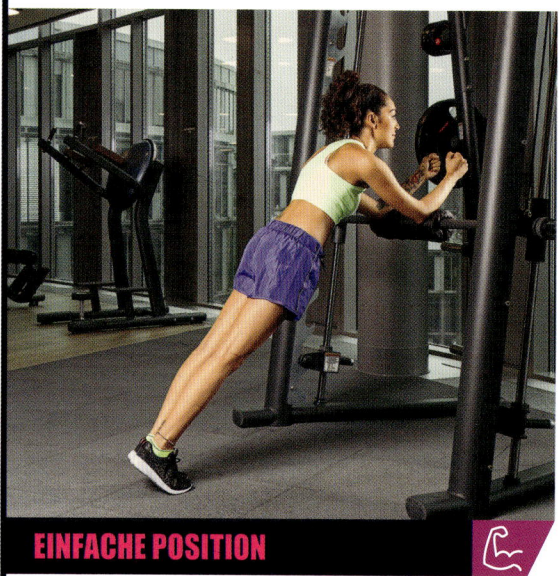

EINFACHE POSITION

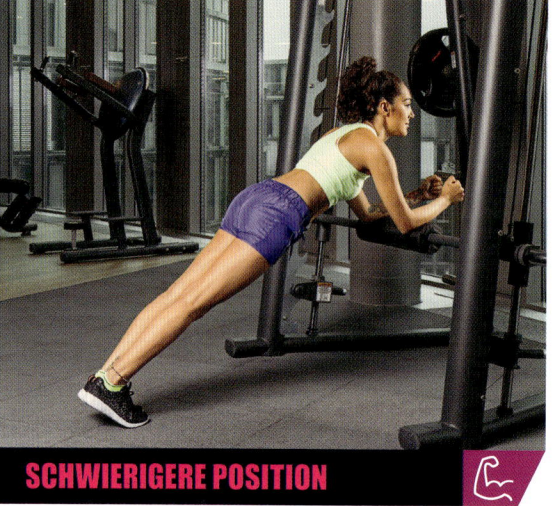

SCHWIERIGERE POSITION

Du stützt dich auf deine Unterarme und deine Fußballen und musst dann am allermeisten darauf achten, dass du deinen Körper gerade hältst. Bei dieser Übung stützt du dich aber nicht mit den Unterarmen auf dem Boden ab, sondern in einer Schrägen an der Multipresse. So kannst du die Intensität besser steuern: Je tiefer die Hantel an der Multipresse hängt, desto anstrengender wird es. Deshalb ist die Variante am Boden auch die schwerste. Der Unterarmstütz, auch Planke genannt, ist eine statische Übung. Das heißt, es geht darum, die Position so lange zu halten, wie es in der Zeitvorgabe steht (siehe Trainingsplan).

VARIANTE

Ich bringe da immer etwas Abwechslung rein, indem ich mal das eine, mal das andere Bein anhebe, aber generell ist es das Wichtigste, den Körper gerade zu halten und in der Position zu bleiben.

SO FÜHLT ES SICH RICHTIG AN

Die Planke wirst du in den Schultern, der Brust, im Bauch und an den Oberschenkeln spüren. Auch die hintere Schultermuskulatur, der untere Rücken, das Gesäß und die Waden arbeiten mit, weil es eine Ganzkörperübung ist.

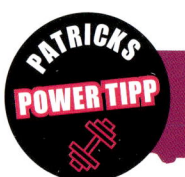

PATRICKS POWER TIPP

Wickle ein Handtuch um die Stange oder lege ein Polster darauf, damit es bequemer an den Unterarmen wird.

TRAININGSKLAMOTTEN II

Achtung: Ob im Studio oder beim Training zu Hause: Du musst immer feste Schuhe tragen! Mit Flip-Flops oder Adiletten kommst du gar nicht erst ins Studio rein. Und das ist auch gut so, denn wenn du so an den Geräten vorbeiläufst und eines mit dem Fuß streifst, kann es direkt zu Verletzungen kommen.

Mal abgesehen davon, dass dir die Hanteln auf den ungeschützten Fuß fallen können. Das kann dir auch zu Hause passieren. Beim Training zu Hause sind feste Schuhe zudem sinnvoll, weil sie den Fuß federn und bei Stößen und Reibung schützen.

Du liegst auf einer Hantelbank mit den Füßen fest auf dem Boden. Die Kurzhanteln hältst du in den Händen, sodass die Handinnenflächen zueinander zeigen. Die Arme sind leicht gebeugt.

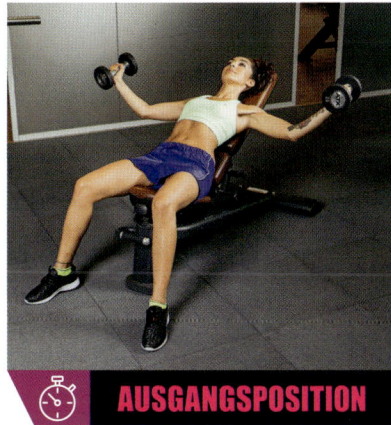

AUSGANGSPOSITION

Gib der Schwerkraft nach und lass die Arme langsam zur Seite sinken. Die Ellbogen bleiben unverändert leicht gebeugt. Dabei atmest du ein. Am Ende der Bewegung sind die Hände auf Höhe der Schultern. Anschließend führst du die Arme wieder nach oben, bis sich die Hanteln fast berühren. Dabei atmest du aus.

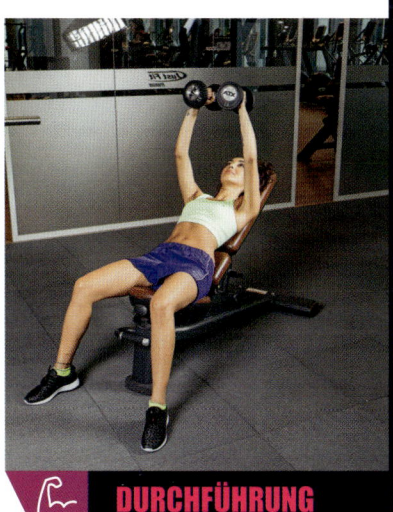

DURCHFÜHRUNG

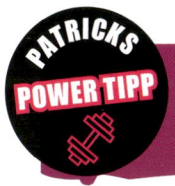

PATRICKS POWER TIPP

Spann die Muskeln an dem Punkt, an dem die Hanteln zusammengeführt werden, noch mal zusätzlich an, das tut der Brust richtig gut.

SO FÜHLT ES SICH RICHTIG AN

Als Frau wirst du die Brust- und vordere Schultermuskulatur vielleicht am Ende des Satzes spüren, je nachdem, wie viel Gewicht du hast. Männer spüren eine deutliche Dehnung der Brustmuskulatur, weil sie mehr Gewicht nehmen und meistens nicht so dehnfähig sind wie Frauen.

3 ROLL-OUT MIT LANGHANTEL

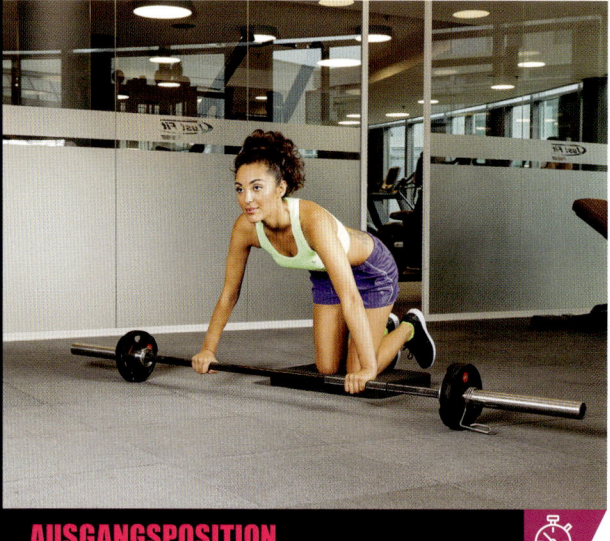

AUSGANGSPOSITION

Eine Langhantel mit zwei großen Scheiben liegt vor dir auf dem Boden. Knie dich davor auf ein gefaltetes Handtuch oder ein Polster. Fasse die Stange mit schulterbreitem Griff, sodass die Handinnenflächen zu dir zeigen.

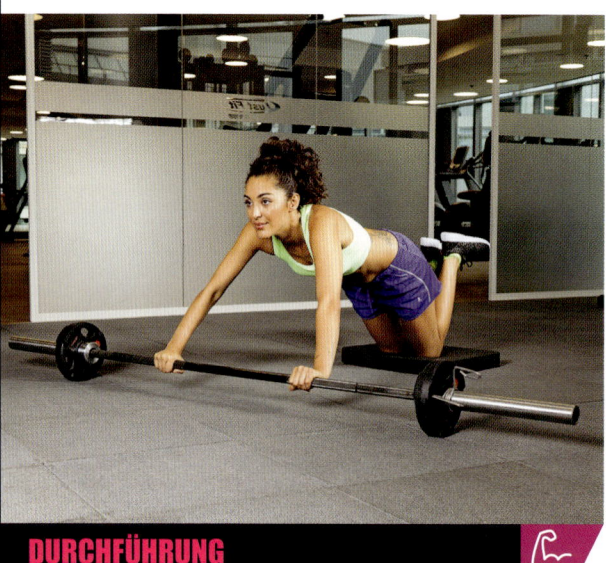

DURCHFÜHRUNG

Lass dich langsam – wirklich sehr, sehr langsam – nach vorne rollen und spann dabei die Bauchmuskeln kräftig an. Halte den Rücken gerade. Lass dich nur ein bisschen nach vorne rollen und ändere dann die Richtung. Wenn du dich zu weit nach vorne rollst, wirst du nicht mehr zurückkommen können. Während du nach vorne rollst, atmest du ein. Beim Zusammenrollen atmest du aus.

SO FÜHLT ES SICH RICHTIG AN
Dein Bauch wird sterben, wenn du diese Übung richtig machst.

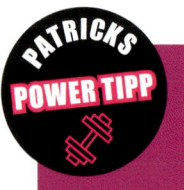

PATRICKS POWER TIPP

Ich sage es noch einmal: Rolle nicht zu weit nach vorne, sonst wird das nichts. Es reicht aus, leicht nach vorne zu rollen, bis du den Zug im Bauch spürst, und dann schon wieder zurück. Du machst die Bewegung ja mehrmals, das knallt schon genug.

Du setzt dich an die Bauchmaschine und musst zuerst die Bremse lösen, um dich erst mal ohne Gewicht zu einer Seite drehen zu können. Von dort aus startet dann die Bewegung gegen das Gewicht.

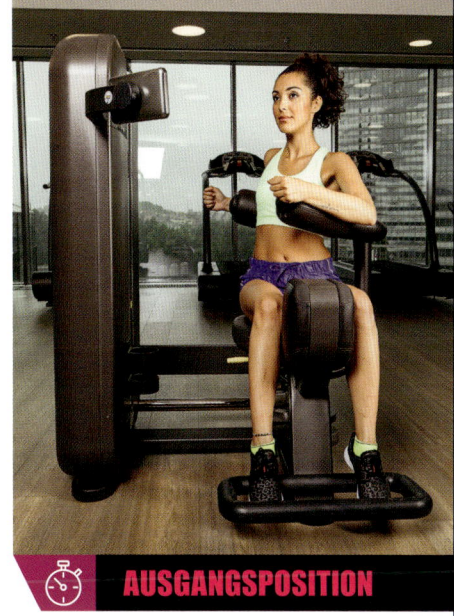

AUSGANGSPOSITION

Dreh den Oberkörper gegen den Widerstand und atme dabei aus. Du kannst zusätzlich die Bauchmuskeln anspannen. Gib danach dem Widerstand nach und lass dich langsam wieder zurück in die Ausgangsposition führen, während du wieder einatmest.

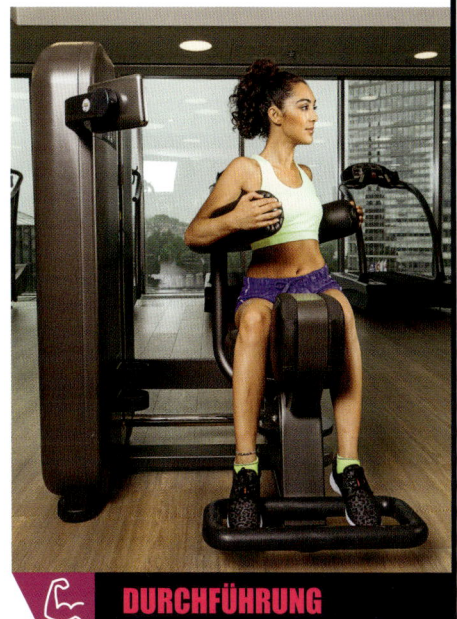

DURCHFÜHRUNG

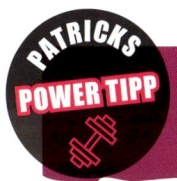

PATRICKS POWER TIPP

Das ist keine Übung, bei der man viel Gewicht nimmt, man holt vor allem mit sehr langsamem Bewegungstempo etwas raus.

SO FÜHLT ES SICH RICHTIG AN

Die schrägen Bauchmuskeln spürt man kaum bei dieser Bewegung, aber sie sind es, auf die die Übung abzielt. Man kann jedenfalls nicht viel falsch machen bei der Übung, auch wenn man kaum etwas spürt. Dreh dich nur nicht zu schnell.

EINBEINIGES KREUZHEBEN MIT KURZHANTELN

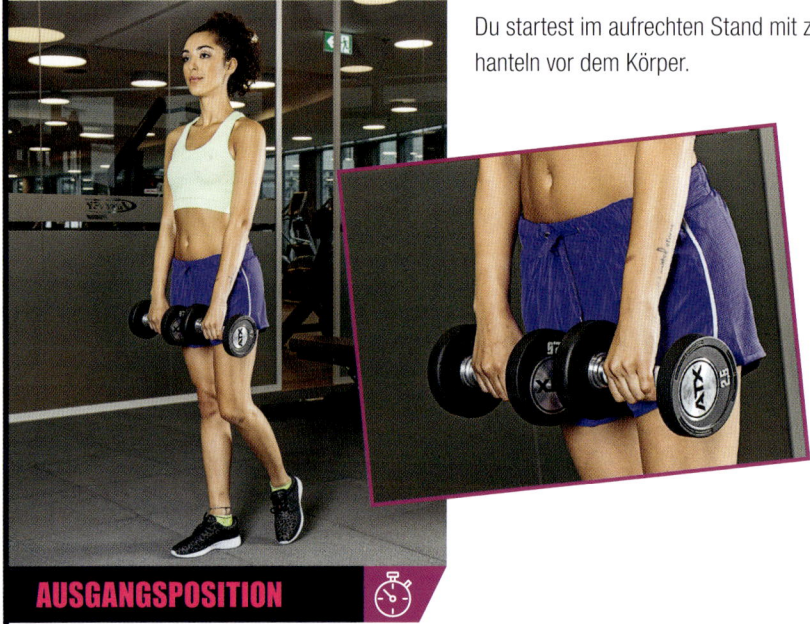

Du startest im aufrechten Stand mit zwei Kurzhanteln vor dem Körper.

AUSGANGSPOSITION

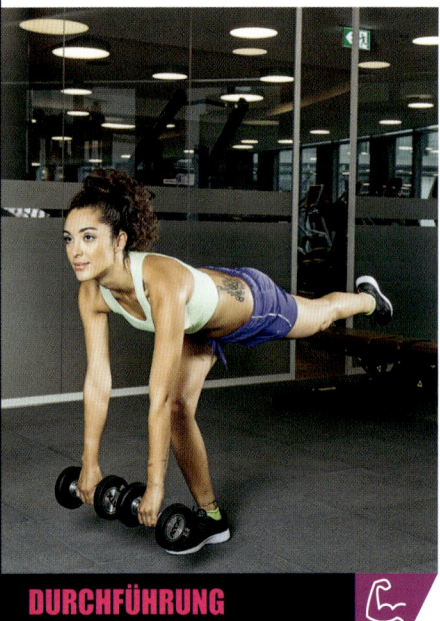

Du führst ein Bein gestreckt nach hinten und lehnst parallel den Oberkörper nach vorne, bis Oberkörper und freies Bein eine gerade Linie bilden. Diese Position nennt sich Standwaage. Die Arme hängen mit den Kurzhanteln vor dir senkrecht zum Boden. Auf dem Weg in die Standwaage atmest du ein. Kehre nun in den aufrechten Stand zurück und atme dabei aus.

DURCHFÜHRUNG

PATRICKS POWER TIPP

Wenn die Übung neu für dich ist, nimm erst mal eine Standwaage ohne Hanteln ein und halte diese für 30 Sekunden. Mach das 3 x pro Woche, und du kannst nach einer Woche die Kurzhanteln dazunehmen.

SO FÜHLT ES SICH RICHTIG AN

Je nachdem, wie weit du das Standbein streckst und wie dehnfähig du bist, spürst du vor allem einen starken Zug an der Oberschenkelrückseite des Standbeins. Zusätzlich melden sich deine Rückenmuskulatur und das Gesäß.

LAT-ZUG

TRAININGSKLAMOTTEN III

Es ist ganz simpel: Eine Sporthose, ob kurz oder lang, und ein Oberteil aus Polyester und/oder Baumwolle und du bist fit für das Training. Baumwolle ist atmungsaktiv und deshalb gut geeignet. Männer müssen schauen, ob sie mit Tanktops im Studio trainieren dürfen. Nicht jedes Studio erlaubt das.

Wenn ja, dann zieh es aber lieber erst an, wenn du schon ein gewisses Maß an Muskelmasse hast. In einigen wenigen Studios wirst du sonst blöd angeguckt. Aber das kannst du durch deine Studio- und Kleidungswahl ja selbst beeinflussen.

Fasse im Stand nach den Griffen an der Stange und setze dich hin. Die Arme sind gestreckt, die Schultern aber trotzdem entspannt und abgesenkt.

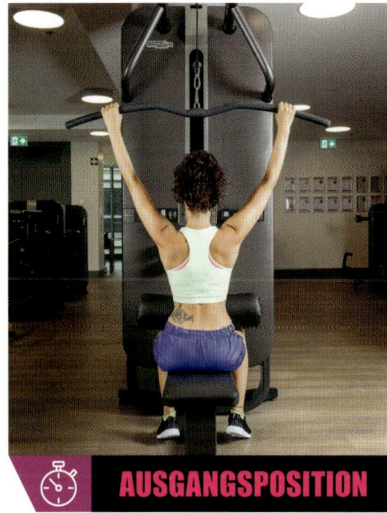

AUSGANGSPOSITION

Du ziehst das Gewicht mit beiden Händen nach unten und atmest dabei aus. Halte den Oberkörper und den Kopf dabei aufrecht und lehne dich, wenn überhaupt, nur ganz leicht zurück. Sobald die Arme sich nicht mehr weiter nach unten ziehen lassen, kehrst du wieder in die Ausgangsposition zurück, indem du dem Widerstand langsam nachgibst und einatmest.

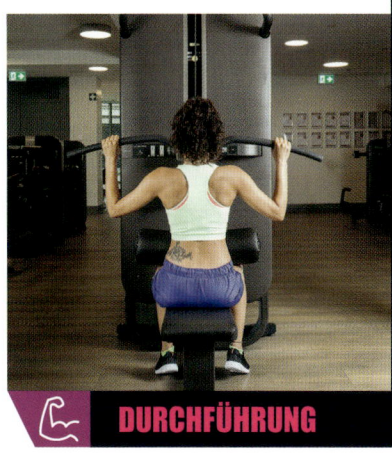

DURCHFÜHRUNG

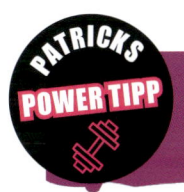

PATRICKS POWER TIPP

Lass das Kinn oben! Sonst tut dir der Nacken nach einigen Wiederholungen weh. Der Kopf bleibt aufrecht, nur die Arme bewegen sich.

SO FÜHLT ES SICH RICHTIG AN

Du spürst deine Rücken- und Armmuskulatur, während du das Gewicht herunterziehst.

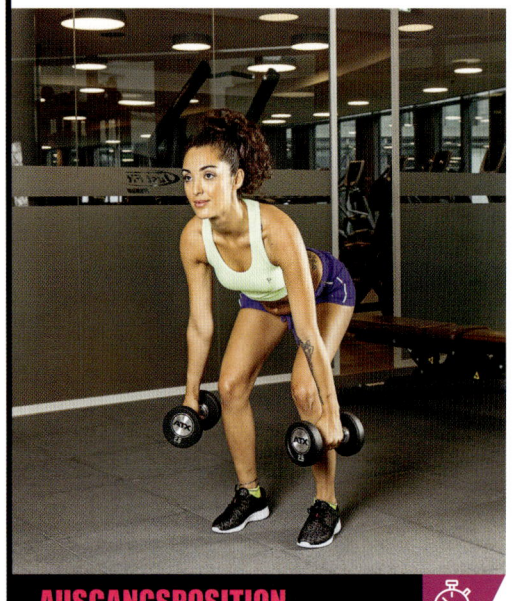

AUSGANGSPOSITION

In der Ausgangsposition stehst du wie beim Kreuzheben mit gebeugten Beinen, das heißt: Die Beine stehen ungefähr schulterbreit auseinander, Füße parallel, Knie über Fußspitzen, die Beine gebeugt, das Gesäß weit nach hinten herausgeschoben und den Oberkörper so weit es geht nach vorne gelehnt, solange du den Rücken gerade halten kannst. Die Hanteln hältst du im Obergriff, die Handinnenflächen zeigen in Richtung deines Körpers.

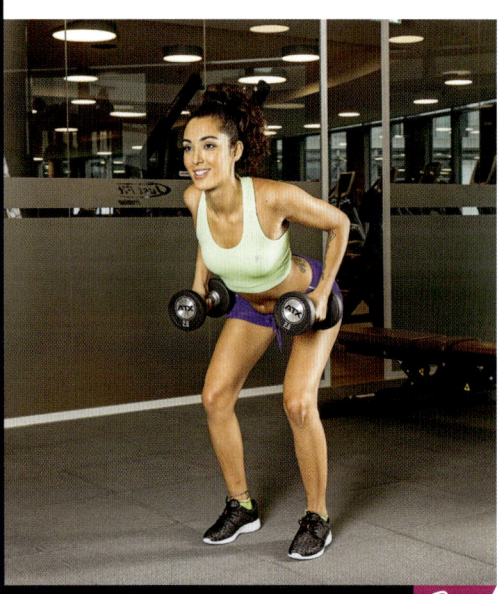

DURCHFÜHRUNG

Ziehe die Ellbogen nach oben zur Decke und halte dabei den Oberkörper in der gleichen Position. Atme aus, während du die Hanteln nach oben ziehst. Senke die Hanteln dann wieder ab und atme ein.

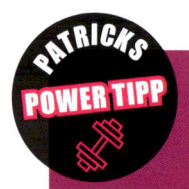

PATRICKS POWER TIPP

Die Übung ist wirklich ultimativ effektiv. Aber auch anstrengend. Und deshalb übermüdet man schnell dabei. Stell dich deshalb bei dieser Übung immer seitlich zu einem Spiegel und drehe den Kopf zum Spiegel, damit du deinen unteren Rücken kontrollieren kannst.

SO FÜHLT ES SICH RICHTIG AN

Du wirst bei dieser Übung ganz besonders den unteren Rücken, das Gesäß und die Oberschenkel spüren. Aber eigentlich machen der große Rückenmuskel und der Bizeps die meiste Arbeit, um die Hantel hochzuziehen.

Befestige zwei Griffe an einem Kabelturm, bei dem man sich in die Mitte stellen und mit beiden Seiten trainieren kann. Die Griffe werden dann nach oben gestellt, sodass man über den Kopf greifen muss, um sie zu nehmen. Nimm die Griffe im Stand in die Hand, und zwar so, dass deine Arme sich überkreuzen, wenn du in die Mitte der Kabeltürme gehst. Dann kniest du dich hin. Am besten legst du dir vorher eine Matte, ein Schaumstoffpolster oder zumindest dein Handtuch auf den Boden, damit es angenehmer für deine Knie ist. Halte die Hände in Höhe deines Gesichtes. Die Ellbogen bleiben leicht gebeugt. Der Kopf und der Rücken sind gerade und aufrecht.

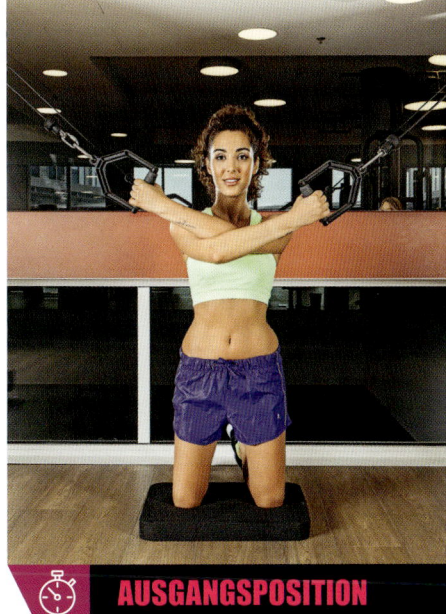

AUSGANGSPOSITION

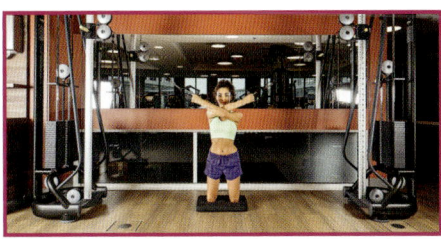

Zieh die Hände zur Seite hinten und lass dabei deine Ellbogen im gleichen Winkel. Atme während der Bewegung aus und spanne die hinteren Schultermuskeln fest an, wenn es nicht mehr weitergeht. Gib dem Widerstand jetzt nach und führe die Hände wieder zusammen, wobei du einatmest.

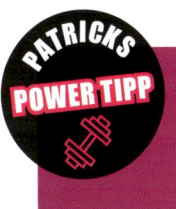

PATRICKS POWER TIPP

Du kannst bei dieser Übung wirklich genau auf den Schulter/Nacken-Bereich zielen. Spann die Muskeln noch mal fest an, wenn du die Arme zurückgezogen hast.

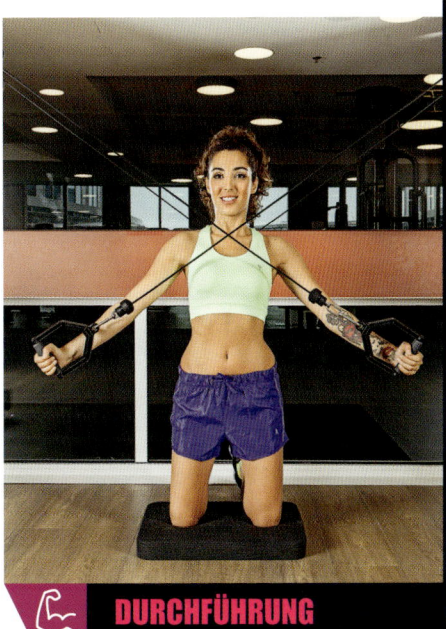

DURCHFÜHRUNG

SO FÜHLT ES SICH RICHTIG AN

Du wirst den oberen Bereich deines Rückens deutlich spüren. Anatomisch korrekt ist es zwar nicht der Rücken, sondern es sind die hinteren Schultermuskeln und der Nacken, die trainiert werden, aber die liegen ja auch auf der Körperrückseite.

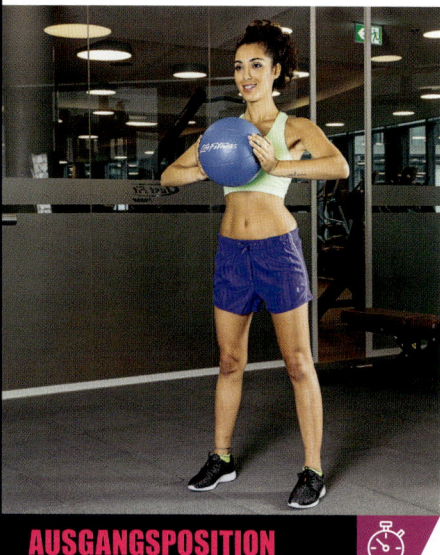

AUSGANGSPOSITION

Du stehst in aufrechter Position mit dem Medizinball in beiden Händen vor dem Körper. Der Medizinball wird auf Höhe des Brustkorbs zwischen beiden Handflächen gehalten, die Ellbogen gehen nach außen. Deine Füße stehen etwas mehr als schulterbreit auseinander.

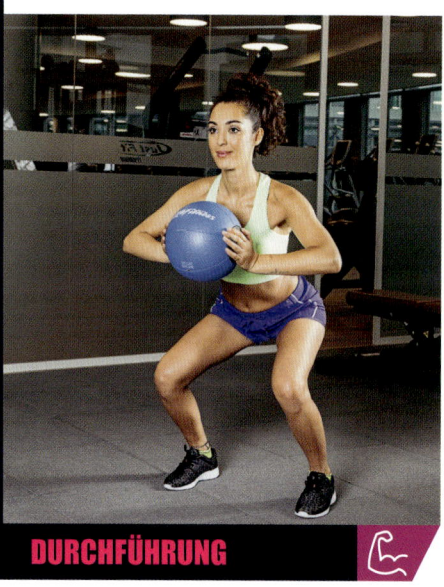

DURCHFÜHRUNG

Beuge langsam die Knie und schiebe gleichzeitig dein Gesäß weit nach hinten. So hältst du den Rücken gerade. Die Kniespitzen bleiben immer genau über den Fußspitzen. Beuge die Beine, bis du mindestens einen Winkel von 90° zwischen Ober- und Unterschenkel hast. Atme während der Abwärtsbewegung ein. Sobald du die Beine wieder streckst, atmest du aus und musst dich bitte stark darauf konzentrieren, die Knie über den Füßen zu halten. Sie dürfen nicht nach innen knicken.

SO FÜHLT ES SICH RICHTIG AN

Kniebeugen trainieren die Oberschenkel, das Gesäß, die Waden und ganz besonders den unteren Rücken. Das wirst du spätestens am nächsten Tag beim Muskelkater spüren.

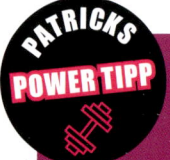

PATRICKS POWER TIPP

Der Medizinball macht die Übung noch effektiver. Wenn du zu viel Gewicht nimmst, machen aber deine Arme schlapp, bevor deine Beine und der Po ausgelastet sind. Halte in diesem Fall den Medizinball einfach mit gestreckten Armen zwischen deinen Beinen und kitzele noch ein paar Wiederholungen heraus.

Bei dieser Übung startest du mit offenem Hüftwinkel, die Beine werden also erst zusammengeführt.

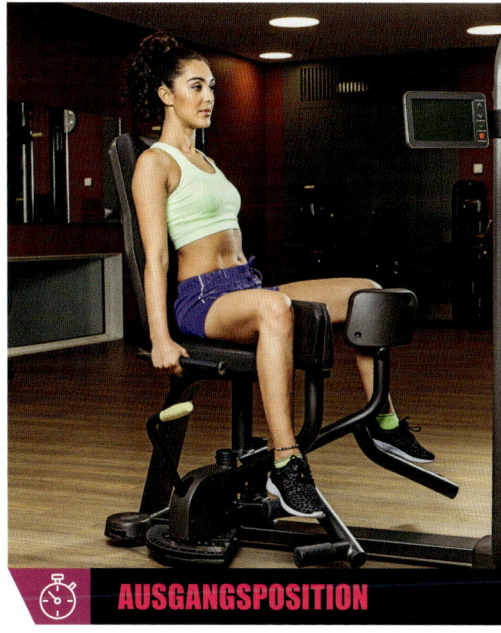

⏱ **AUSGANGSPOSITION**

Bring die Beine zusammen in eine geschlossene Stellung und atme dabei aus. Wenn du dem Widerstand nachgibst und du die Beine wieder öffnest, atmest du ein.

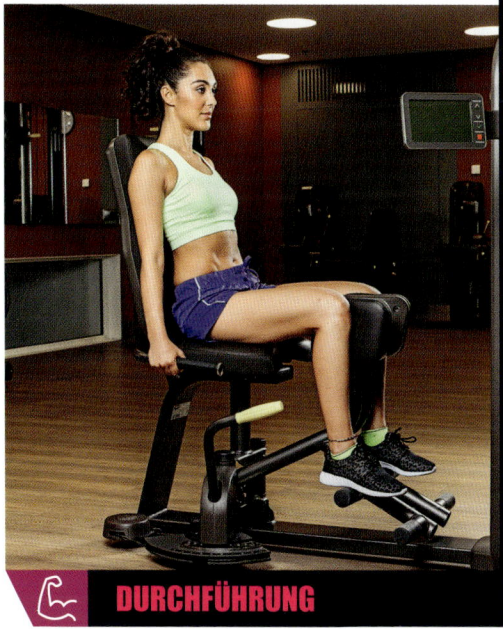

💪 **DURCHFÜHRUNG**

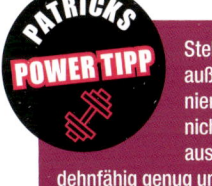

PATRICKS POWER TIPP

Stell dir die Beinablage so weit nach außen, wie es geht. Ich habe bisher niemanden kennengelernt, der nicht den vollen Bewegungsumfang ausführen konnte. Selbst ich bin dehnfähig genug und kann mir das so einstellen.

SO FÜHLT ES SICH RICHTIG AN

Du spürst die Innenseite der Oberschenkel (die Adduktoren) schon nach wenigen Wiederholungen.

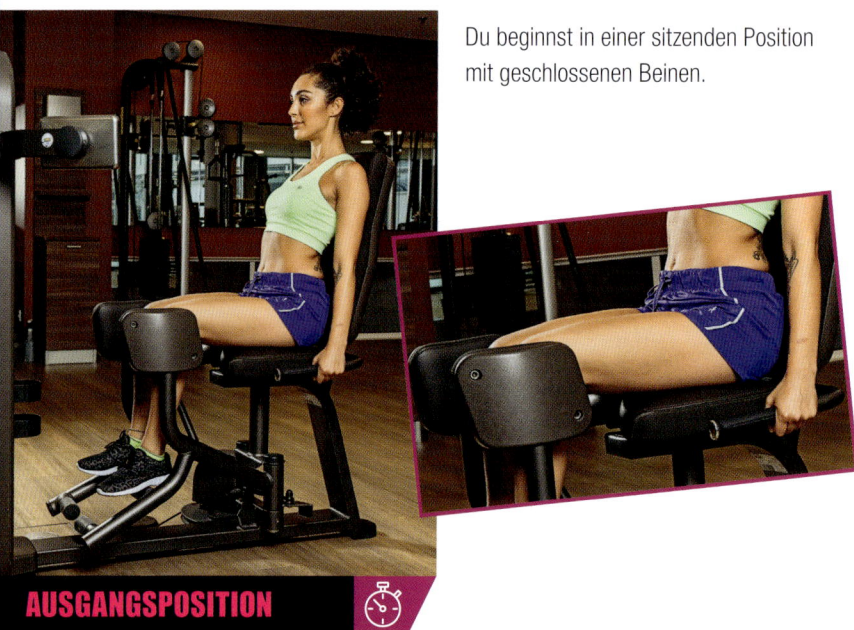

Du beginnst in einer sitzenden Position mit geschlossenen Beinen.

AUSGANGSPOSITION

Drücke die Beine in die offene Stellung und atme dabei aus. Versuche dabei, so weit nach außen zu kommen, wie es möglich ist. Auf dem Weg zurück atmest du ein.

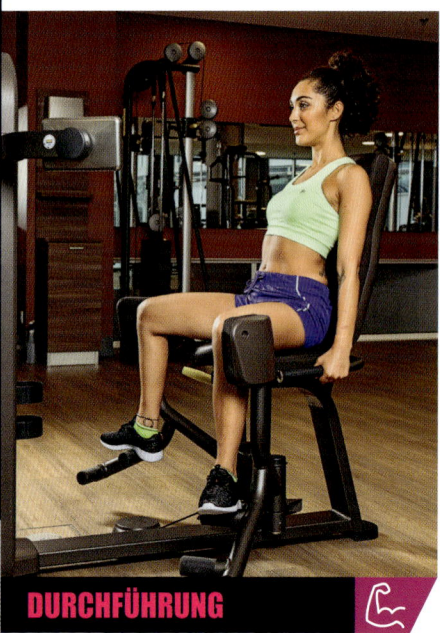

DURCHFÜHRUNG

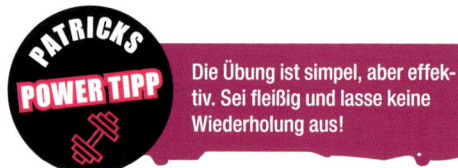

PATRICKS POWER TIPP

Die Übung ist simpel, aber effektiv. Sei fleißig und lasse keine Wiederholung aus!

SO FÜHLT ES SICH RICHTIG AN

Die Außenseite der Oberschenkel und dein Gesäß werden kräftig strapaziert. Wenn die Übung ganz ungewohnt ist, kann es sogar zu einem leichten Krampf kommen. In dem Fall solltest du abbrechen oder die Beine nicht so weit auseinanderbringen.

Stell dich mit den Zehenspitzen auf eine Kante im Studio oder auf eine Treppenstufe. Deine Fersen sind frei in der Luft. Den Medizinball hältst du vor dem Körper, mit den Handinnenflächen zueinander gedreht und den Ellbogen nach außen. Es gibt manchmal auch Geräte für das Wadenheben. Die Übung beginnt immer mit nach unten abgesenkten Fersen, sodass du eine leichte Dehnung in den Waden spürst. Die Knie sind leicht gebeugt und der Oberkörper bleibt aufrecht. Den Medizinball kannst du vor dem Körper leicht bewegen, um das Gleichgewicht zu balancieren.

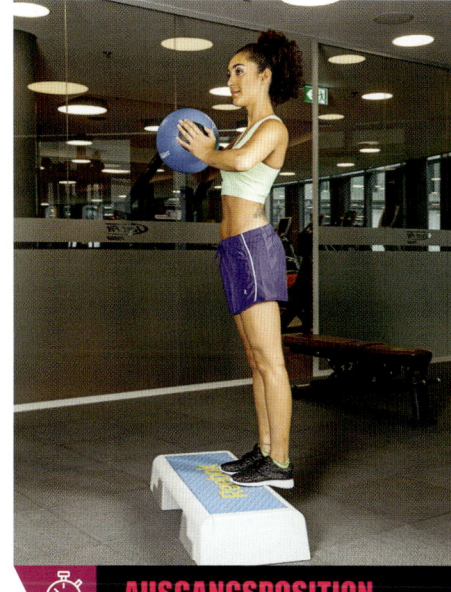

AUSGANGSPOSITION

Gehe so hoch auf die Zehenspitzen, wie du kannst! Atme dabei aus und spanne die Waden kräftig an. Danach senkst du die Waden langsam wieder ab und atmest dabei ein. Die Fersen werden so weit nach unten gebracht, wie es geht. Nur den Boden sollen sie nicht berühren, falls es nur eine kleine Stufe ist.

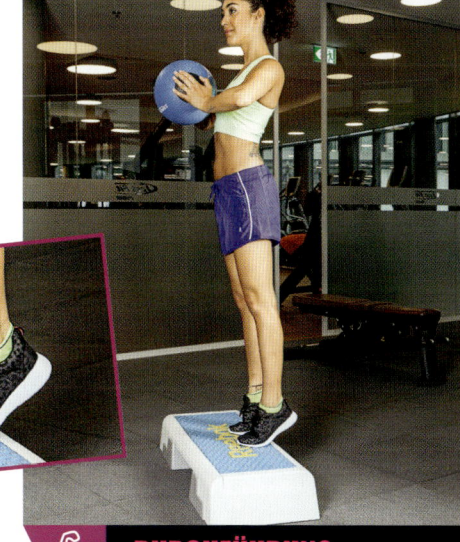

DURCHFÜHRUNG

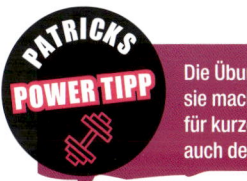

PATRICKS POWER TIPP

Die Übung macht richtig Spaß, denn sie macht deine Beine nicht nur fit für kurze Kleider, sondern verbessert auch deinen Gleichgewichtssinn.

SO FÜHLT ES SICH RICHTIG AN

Du spürst deine Waden- und Fußgelenksmuskeln bei dieser Übung deutlich, aber auch die Schultern und die Arme, die das Gewicht des Medizinballs tragen.

TRAINING ZU HAUSE
CHRIS UND ANNA

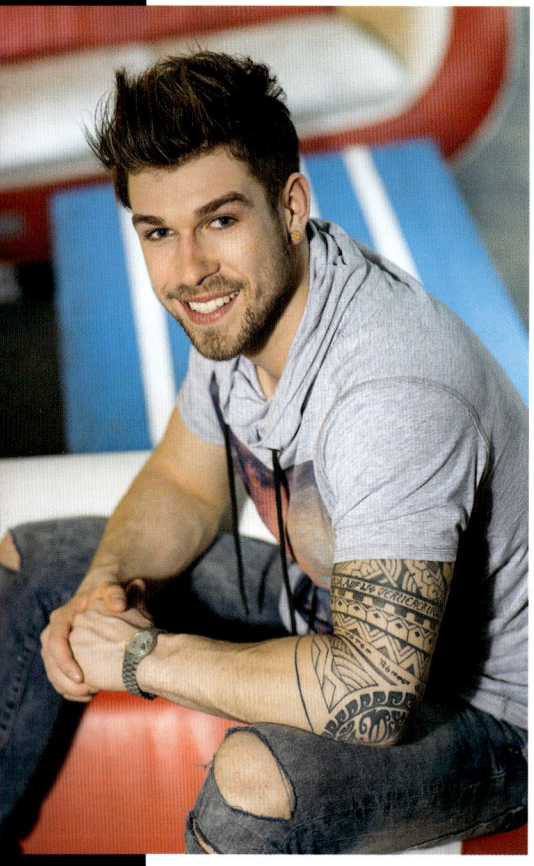

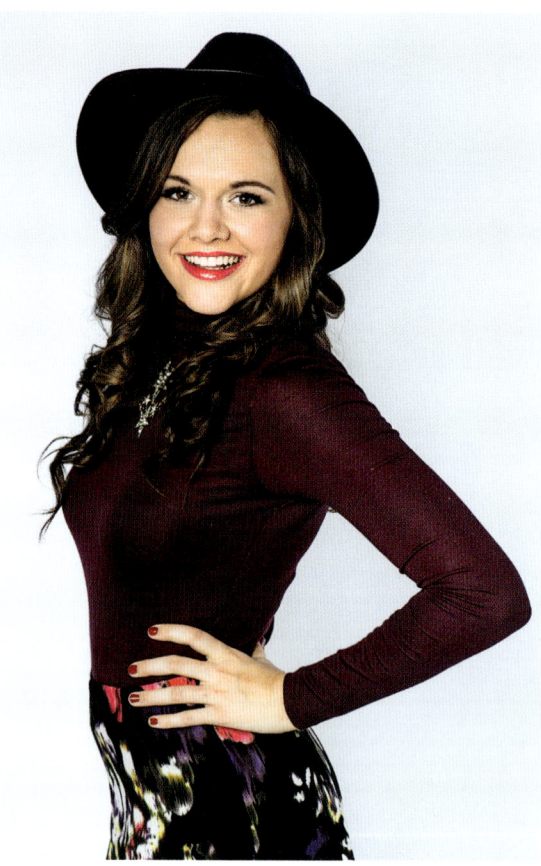

Man braucht nichts, um sich richtig fit zu machen! Nichts! Keine Geräte, keine Musik, keine anderen Personen, keine besonderen Klamotten und du musst kein Geld ausgeben. Mit den richtigen Übungen kannst du zu Hause genauso effektiv trainieren wie im Studio. Es ist teilweise sogar effektiver, weil du mehr auf deinen Körper hören musst, um das Gleichgewicht zu halten.

Von Anna weiß ich auch, dass es ihr viel mehr Spaß macht, mit dem eigenen Körpergewicht zu trainieren. Sie mag die Geräte im Studio nicht, die sind ihr zu eintönig. Die Übungen für zu Hause findet sie anspruchsvoller, mit der ganzen Koordination, die dahintersteckt, und so weiter.

Chris hat angefangen, zu Hause zu trainieren, weil Anna ihn dazu gebracht hat. Er ist immer noch im Studio angemeldet, aber weil es schneller geht und er die richtigen Übungen inzwischen kennt, macht er jetzt lieber das Training zu Hause. Zwischenzeitlich hatte Chris ja auch mit dem Kampfsport angefangen und viel geboxt. Dadurch ist er um einiges fitter geworden. Aber die Sache ist etwas nach hinten losgegangen, weil er es mit den Kämpfen übertrieben hat. Jetzt ist er zurück zum Sport zu Hause gegangen, um sich trotzdem weiter fit zu halten.

Beim Training mit dem eigenen Körpergewicht muss man kreativer bei der Steigerung der Intensität sein als im Studio. Wenn ich beim Bankdrücken im Studio 10 kg mehr auflege, ist klar, dass es schwieriger wird. Zu Hause müsstest du bei den Liegestützen von der knienden in die gestreckte Position gehen, damit sich die Intensität vergleichbar steigert. Ich biete dir bei vielen Übungen Varianten an. Ansonsten zählt: Nimm mehr Gewicht, mach mehr Wiederholungen oder verlängere die Übungsdauer, um die Schwierigkeit zu erhöhen!

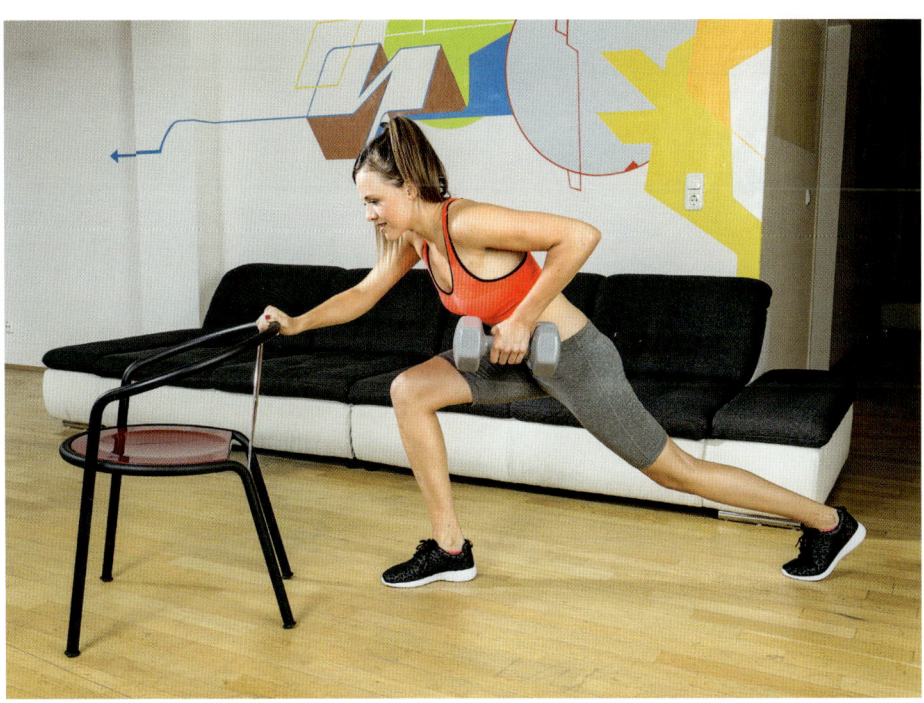

WAS MAN ZU HAUSE TUT / BESSER NICHT TUT	
Musts	**No-Gos**
Mit Kopfhörern trainieren	Laute Musik über die Anlage
Möbel und Hilfsmittel zu jeder Zeit langsam und kontrolliert bewegen	Möbel oder Hilfsmittel (z. B. Wasserkästen) laut herumwirbeln. Vor allem zwischen 22 und 7 Uhr.
Sich anstrengen, Sport machen und schwitzen	Beast-Mode-Training in der WG-Küche und hinterher nicht lüften
Sportschuhe tragen	Zu Hause oder im Hausflur mit dreckigen Schuhen oder barfuß trainieren
Auf das eigene Training konzentrieren	Sich vom Fernseher oder anderen Dingen (z. B. auf dem Schreibtisch) ablenken lassen

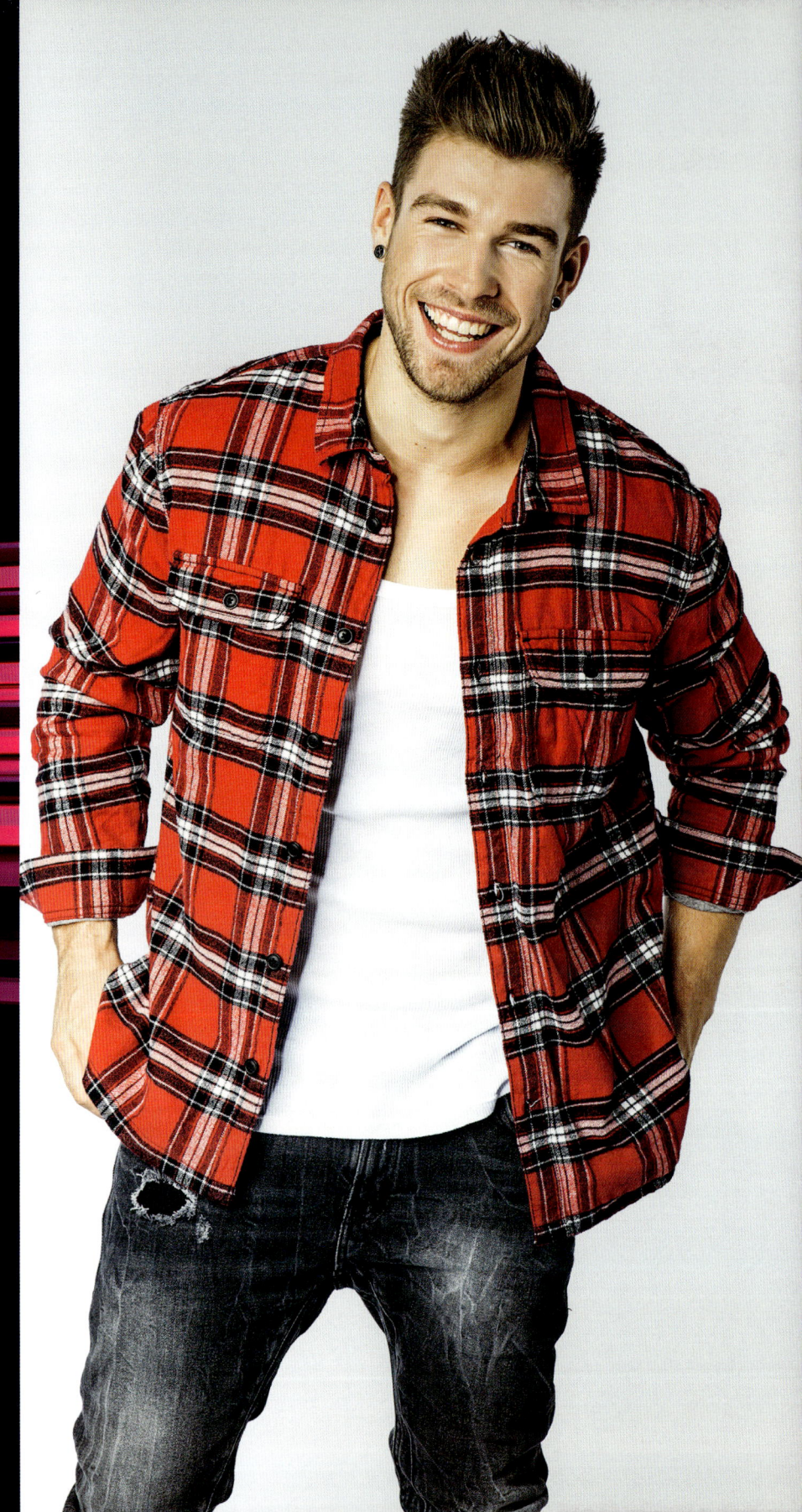

CHRIS

- Alter: 20 Jahre
- Größe: 184 cm
- Gewicht: 88 kg
- Fitnessziele: Kraft, Muskeldefinition und Muskelaufbau
- Trainingslocation: zu Hause
- treuer Kumpel
- bester Freund von Kevin und Chantal
- ehrgeizig und stark; weiß, was er will
- macht eine Ausbildung als Schreiner
- hat Kampfsporterfahrung
- Chris ist immer für seine Freunde da, die WG ist ihm sehr wichtig.
- Er hat eine harte Zeit hinter sich, mit Verlust- und Zukunftsängsten. Chris hatte lange das Gefühl, nicht gut genug zu sein, aber über den Sport hat er inzwischen Lebenswillen, Ehrgeiz und Selbstbewusstsein entwickelt.
- Chris hat eine enge Bindung zu seiner Mutter, der er aus dem Alkoholismus herausgeholfen hat.
- gefühlsbetonter Mensch
- Schwäche: die Liebe
- Stärke: Ehrgeiz, Kampfgeist

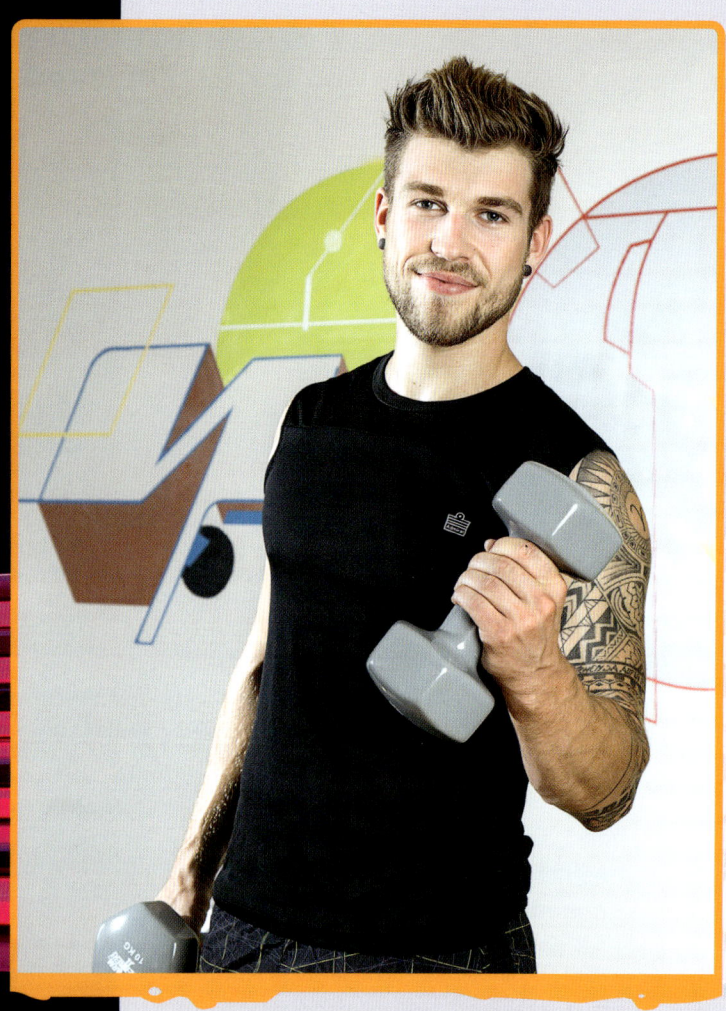

MOIN!

Hier ist Chris und ich werde dir an dieser Stelle erst mal etwas über mich erzählen, damit du weißt, woran du bist, wenn du mit meinem Trainingsabschnitt beginnst. Ich habe beim Thema Sport leider viele Fehler gemacht, vor denen ich dich hier echt gerne bewahren möchte. Sport ist nämlich eine tolle Sache, aber das kann auch alles ordentlich nach hinten losgehen, wenn man es übertreibt. Ich lege viel Wert darauf, fit zu bleiben. Aber es gab eine Zeit, in der ich es mit dem Sport übertrieben habe, und das soll dir nicht passieren.

Vor einer Weile habe ich wieder mit dem Kampfsport angefangen, war regelmäßig im Studio trainieren und habe auf den Boxsack eingeprügelt. Ich bin damals in eine fiese Szene reingerutscht, über die ich dir nur sagen kann: Halte dich fern! Das Boxen war für mich ein Ventil, weil es in meiner Beziehung mit Anna und auch in meinem beruflichen Leben nicht gut lief. Ich wusste nicht, wohin mit meinem Frust, und habe ihn beim Sport rausgelassen. Und das ist eine Sache, die ich dir nur raten kann. Aggression und Wut? Mach Sport! Aber übertreib es eben nicht. Ich bin viel zu verbissen an die ganze Sache herangegangen und habe irgendwann auch angefangen, Schmerzmittel zu nehmen, um mir selbst vorzuspielen, dass ich weitertrainieren kann. Das ist schon der Anfang vom Ende, denn: Schmerzen signalisieren deinem Körper, dass du dringend mit deiner Trainingseinheit aufhören solltest. Sie werden vom Gehirn vermittelt, um dir zu zeigen, dass du eine Pause brauchst. Wenn du deinen Körper und die Signale, die er sendet, aber mit Schmerzmitteln betäubst, um weitermachen zu können, passiert nur eins: Du überstrapazierst deine Muskeln und kannst langfristige Schäden davontragen. Und das führt wiederum dazu, dass du eine ganze Weile überhaupt nichts mehr machen kannst. Und glaub mir, dann bist du erst recht gefrustet. Also hier mein Tipp: Höre immer auf deinen Körper und gehe niemals zu verbissen an deine Sporteinheiten heran. Klar zeigt meine Geschichte schon gleich ein Extrem auf, da ich damals in illegale Straßenkämpfe reingerutscht bin und auch einige Verletzungen davongetragen habe. Abgesehen davon, dass die Sache meine Beziehung echt gefährdet hat, habe ich mir selbst auch keinen Gefallen damit getan, den Sport nicht mehr als Ausgleich zu sehen. So hat er mir dann auch ziemlich geschadet. Aber ich habe daraus gelernt. Dir möchte ich auf jeden Fall mitgeben, dass du niemals den Spaß am Sport verlierst. Denn er ist – im richtigen Maße – der perfekte Ausgleich zum stressigen Alltag.

Mittlerweile treibe ich wieder ganz normal Sport, arbeite mit meinem eigenen Körpergewicht und bleibe dadurch fit und gesund. Und weißt du was? Das reicht voll und ganz. Wenn du nicht gerade Profiboxer oder Leistungssportler werden willst, sind meine Übungen genau das Richtige für dich. Sie zielen nämlich darauf ab, dein Sportlevel aufrechtzuerhalten und dich selbstbewusster zu machen. Und das Tolle ist: Alles kannst du zu Hause machen. Ich wünschte, ich hätte damals dieses Buch gehabt und wäre nicht so in diese Straßenkampf-Szene abgedriftet. Denn das hier ist alles, was du

brauchst. Aber im besten Fall lernt man ja aus seinen Fehlern, und das habe ich getan. Ich mache jetzt regelmäßig meine Übungen, halte mich an den Trainingsplan und fühle mich super dabei. Bestimmt kriegen wir es hin, dass du dich auch so fühlst. Bist du bereit? Na dann los!
Sei stolz auf dich selbst und häng dich rein, ich glaube an dich!

Grüße und viel Erfolg!

CHRIS

SO REDUZIERT CHRIS KÖRPERFETT:
TRAININGSPLAN FÜR ZU HAUSE

Chris trainiert jetzt überwiegend zu Hause, ist aber auch im Studio angemeldet. Wir haben seinen Zu-Hause-Plan hier hereingenommen, weil er super Übungen enthält. Sie passen gut zu Männern, die unterwegs oder zu Hause trainieren und trotzdem schnell Muskeln aufbauen wollen.

ANFÄNGER

Ein Anfänger kann mit einfachen Mitteln ein super Workout zu Hause durchführen. Der gesamte Körper wird zweimal pro Woche trainiert. Sechs Übungen reichen schon aus, um alle Muskeln zu reizen und Muskelwachstum und Fettverbrennung anzuregen. Mit zwei Sätzen und 10–20 Wiederholungen wird sich dein Körper schon bald verwandeln. Die Gewichtsangaben sollen nur als Orientierung dienen. Du wirst das Gewicht auf jeden Fall deinen eigenen Bedürfnissen anpassen müssen. Aber so siehst du schon mal, in welche Richtung es beim Gewicht geht. Die Übungen findest Du ab Seite 88.

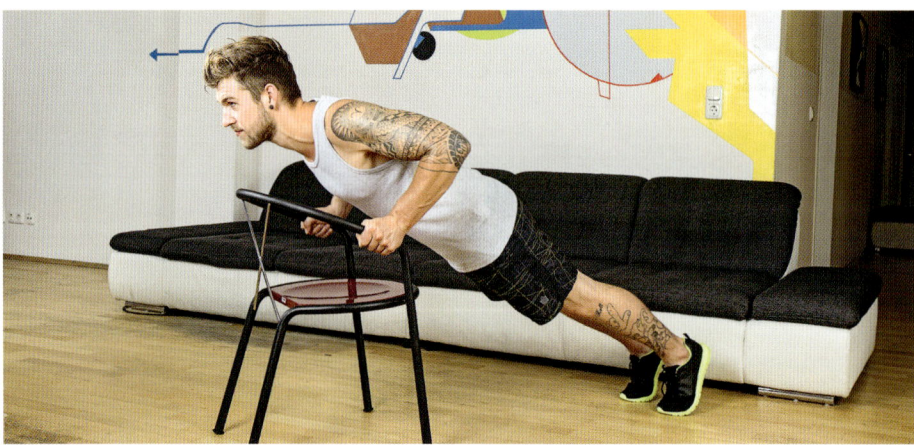

ÜBUNG	SÄTZE	WIEDERHOLUNGEN	GEWICHT ALS ORIENTIERUNGSHILFE
Tiefe Kniebeuge am Stuhl	2	15	eigenes Körpergewicht
Step-up auf Stuhl	2	10/Seite	eigenes Körpergewicht
Liegestütz am Stuhl	2	10	eigenes Körpergewicht
Rudern mit Handtuch am Türgriff (einfache Variante)	2	10	eigenes Körpergewicht
Crunch (einfache Variante)	2	20	eigenes Körpergewicht
Vorgebeugtes Seitheben mit Kurzhanteln	2	20	4 kg/Seite

FORTGESCHRITTENE

Um die Intensität zu Hause zu steigern, erhöhst du die Trainingseinheiten von zwei auf drei. Zusätzlich wechseln wir von einem Ganzkörper- auf einen Split-Trainingsplan, bei dem man sich an jedem Trainingstag nur bestimmten Muskelgruppen widmet. Die Wiederholungs- und Satzzahl ist auf Muskelwachstum ausgelegt. Ideal für Männer, die viel unterwegs sind oder ein schnelles Workout für zu Hause suchen. Die Gewichtsangaben auch hier nur zur Orientierung. Du wirst das Gewicht auf jeden Fall deinen eigenen Bedürfnissen anpassen müssen. Die Übungen findest du ab Seite 94.

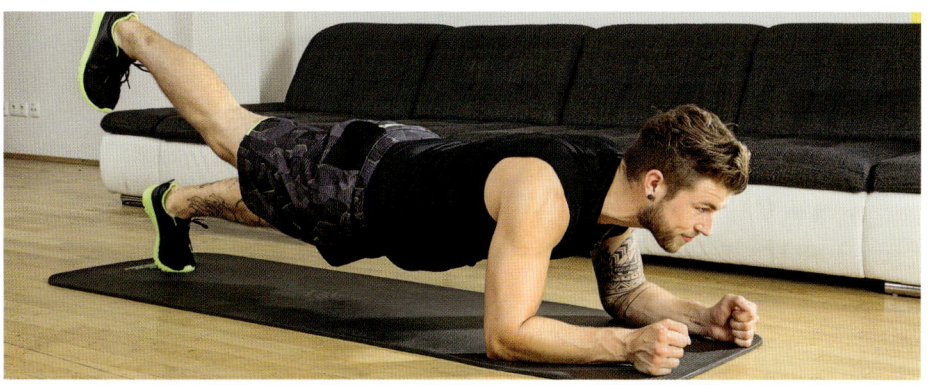

TAG 1 – OBERKÖRPERVORDERSEITE

Übung	Sätze	Wiederholungen oder Zeit	Gewicht
Liegestütz	3	15 Wiederholungen	eigenes Körpergewicht
Planke – Unterarmstütz	3	30 Sekunden	eigenes Körpergewicht
Dip zwischen zwei Stühlen	3	10 Wiederholungen	eigenes Körpergewicht
Crunch (schwere Variante)	2	10 Wiederholungen	eigenes Körpergewicht

TAG 2 – OBERKÖRPERRÜCKSEITE

Übung	Sätze	Wiederholungen oder Zeit	Gewicht
Rudern mit Handtuch am Türgriff (schwere Variante)	3	10 Wiederholungen	eigenes Körpergewicht
Klimmzug am Türrahmen	3	10 Wiederholungen	eigenes Körpergewicht
Einarmiges Rudern mit Kurzhantel am Stuhl	3	10 Wiederholungen/Seite	18 kg
Oberkörper und Beine anheben in Bauchlage	3	30 Sekunden	eigenes Körpergewicht

TAG 3 – BEINE (UNTERKÖRPER)

Übung	Sätze	Wiederholungen	Gewicht
Tiefe Kniebeuge frei	3	15	eigenes Körpergewicht
Kreuzheben mit Wasserkasten	3	10	voller Wasserkasten
Ausfallschritt	3	10/Seite	eigenes Körpergewicht
Einbeiniges Wadenheben	3	10/Seite	eigenes Körpergewicht

1 ANFÄNGER
TIEFE KNIEBEUGE AM STUHL

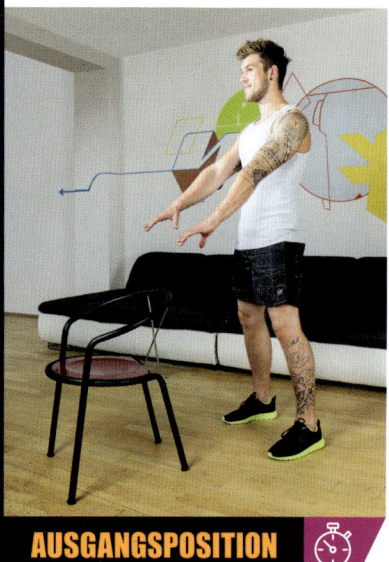

Drehe einen Stuhl mit der Rückenlehne zur dir und stell dich so weit davon weg, dass deine Arme am Anfang der Übung fast gestreckt sind. Wenn die Rückenlehne hoch genug ist, fasst du sie mit den Händen, ansonsten hältst du die Hände anfangs einfach in die Luft darüber. Deine Füße stehen etwas mehr als hüftbreit auseinander und parallel. Das Gewicht ist und bleibt auf beiden Füßen gleichmäßig verteilt und liegt jeweils in der Mitte des Fußes.

AUSGANGSPOSITION

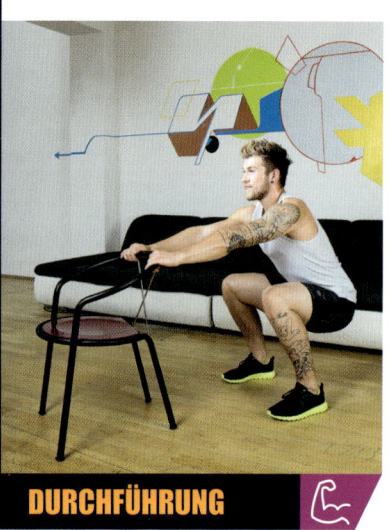

Beuge langsam die Knie und schiebe gleichzeitig dein Gesäß nach hinten, um den Rücken gerade zu halten. Die Kniespitzen bleiben immer genau über den Fußspitzen. Beuge die Beine, so weit es geht, also fast bis du mit dem Gesäß den Boden berührst. Je tiefer du kommst, desto mehr rundet sich der Rücken wieder. Atme während der Abwärtsbewegung ein. Sobald du die Beine wieder streckst, atmest du aus und musst dich bitte stark darauf konzentrieren, die Knie über den Füßen zu halten, damit sie nicht nach innen knicken. Die Hände an der Stuhllehne helfen dir, das Gleichgewicht zu halten und deinen Rücken zu kontrollieren.

DURCHFÜHRUNG

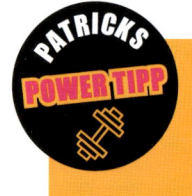

PATRICKS POWER TIPP

Nutze den Stuhl, um die Kniebeuge richtig schön langsam auszuführen. Dann braucht man auch kein Zusatzgewicht, um brutales Muskelwachstum auszulösen!

SO FÜHLT ES SICH RICHTIG AN

Du spürst während der Übung in erster Linie deine Beine, vor allem deine Oberschenkelvorderseiten. Trainiert werden auch noch das Gesäß, die Oberschenkelrückseiten, die Waden und der untere Rücken. Dies alles spürst du wahrscheinlich beim Muskelkater danach.

STEP-UP AUF STUHL

Drehe den Stuhl mit der Sitzfläche zu dir. Stell einen Fuß auf die Sitzfläche. Beide Füße zeigen gerade nach vorne. Die Arme stützt du locker in die Hüften.

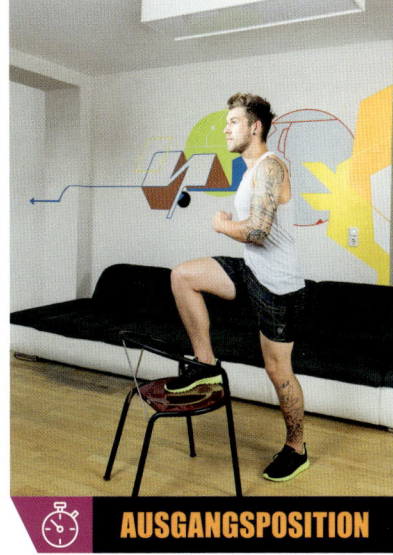

AUSGANGSPOSITION

Drück dich ein wenig vom Standbein ab und strecke das Bein, das auf dem Stuhl steht. Halte den Oberkörper aufrecht und atme aus, während du das Bein streckst. Nachdem du oben angekommen bist, lässt du das freie Bein langsam wieder zum Boden runter, indem du das Bein auf dem Stuhl beugst. Setze erst den Fußballen und dann den ganzen Fuß auf den Boden und atme während der Abwärtsbewegung ein.

VARIANTE
Du kannst das freie Bein neben das Bein auf dem Stuhl stellen und das Knie in die Luft ziehen, wenn du noch eine Gleichgewichtsübung daraus machen willst.

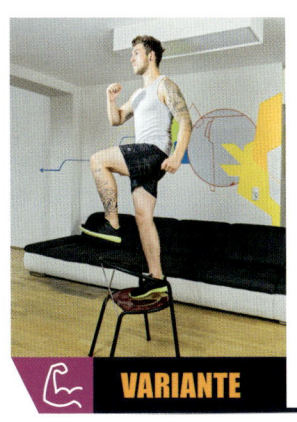

VARIANTE

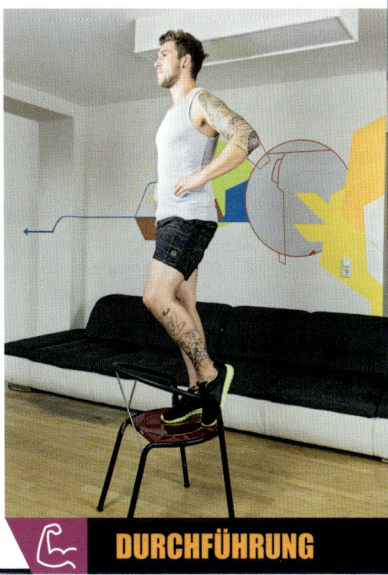

DURCHFÜHRUNG

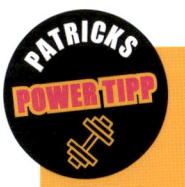

PATRICKS POWER TIPP

Um noch ein paar Wiederholungen mehr herauszuholen, kannst du deine Arme zum Schwung einsetzen. Tu das aber erst gegen Ende eines Satzes, denn zu viel Schwung mindert das Muskelwachstum.

SO FÜHLT ES SICH RICHTIG AN

Beim Step-up sind vor allem die Oberschenkelvorderseite und die Gesäßmuskeln gefragt. Die Waden und der untere Rücken sind zwar auch beteiligt, aber die wirst du bei der Übung kaum spüren.

LIEGESTÜTZ AM STUHL

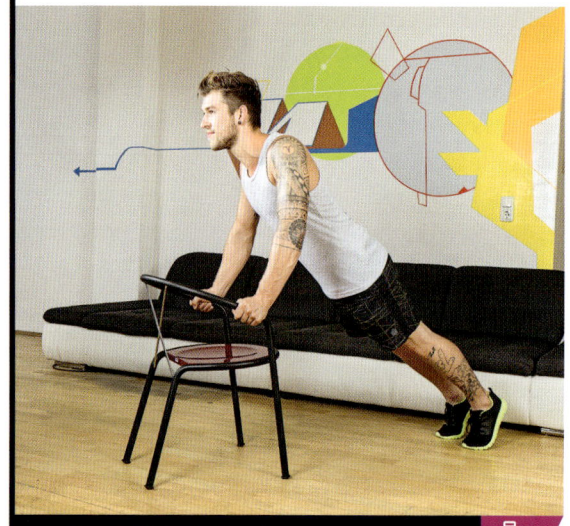

AUSGANGSPOSITION

Drehe den Stuhl mit der Sitzfläche zu dir und stütze dich mit den Handflächen an den Außenseiten des Stuhls auf. Wenn dein Stuhl Armlehnen hat, stützt du dich mit den Händen auf die Armlehnen. Die Arme sind leicht gebeugt und dein Oberkörper bildet eine gerade Linie. Du stehst nur auf den Fußballen. Wenn der Boden rutschig ist, zieh Sportschuhe an. Oder stell die Fersen an eine Wand, damit du nicht wegrutschst.

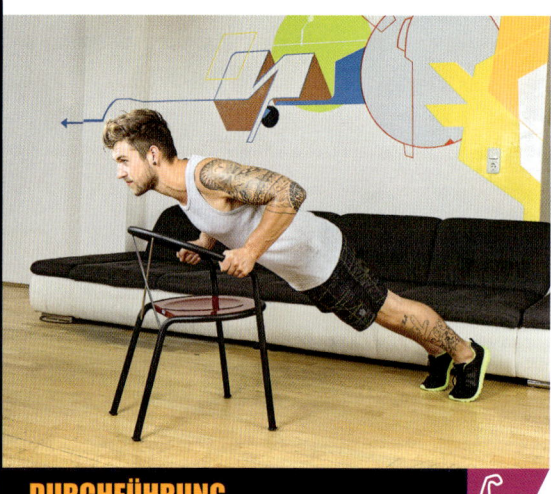

DURCHFÜHRUNG

Beuge die Arme und senke den Brustkorb zur Sitzfläche des Stuhls. Die Ellbogen gehen leicht nach außen weg. Je enger die Ellbogen am Körper gehalten werden, desto schwieriger wird es nämlich. Atme beim Absenken des Oberkörpers ein und halte den Kopf gerade. Wenn du die Arme anschließend wieder streckst, achte auf deinen Körper, der weiterhin eine gerade Linie bilden soll. Atme beim Strecken der Arme aus und streck die Arme nicht ganz durch.

SO FÜHLT ES SICH RICHTIG AN

Deine Brustmuskulatur und der Trizeps sorgen für die Auf- und Abbewegung. Der Bauch, die Oberschenkel, die Hüftmuskeln und die hinteren Schultermuskeln sorgen dafür, dass du in einer geraden Linie bleibst. Die Übung ist also schon ein komplettes Ganzkörper-Workout.

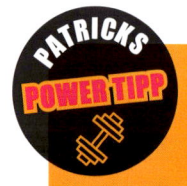

PATRICKS POWER TIPP

Wir nutzen den Stuhl, damit die Bewegung leichter wird als normale Liegestütze am Boden. Wenn dir der Stuhl auch noch zu schwer ist, lehn dich mit ausgestreckten Armen an eine Wand und befolge dieselbe Anweisung.

Wickle ein Handtuch um die Türgriffe auf beiden Seiten einer Tür (siehe kleines Foto). Nun fasst du die beiden Enden des Handtuchs und lehnst dich mit gestreckten Armen nach hinten. Je schräger du dich nach hinten lehnst, desto schwieriger wird die Übung. Am besten trägst du Sportschuhe, damit du nicht wegrutschst während der Übung. Der Oberkörper und der Kopf werden aufrecht und gerade gehalten. Das heißt, du schaust nach oben an den Türrahmen, nicht auf die Griffe, damit der Kopf gerade bleibt.

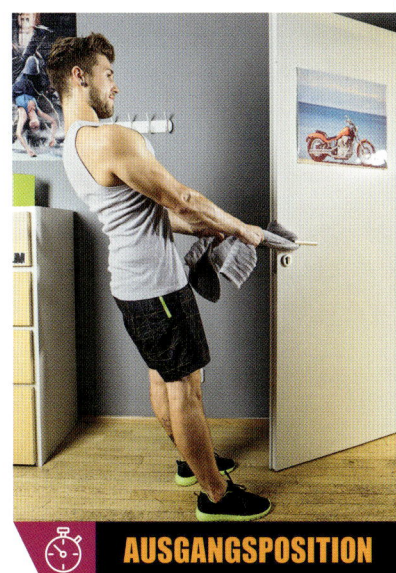

AUSGANGSPOSITION

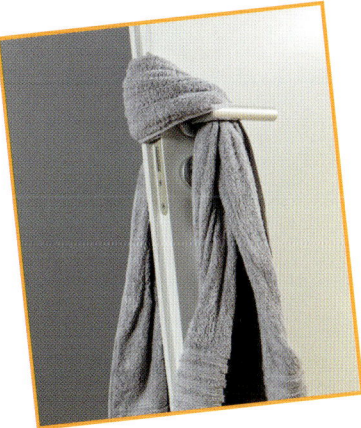

Ziehe nun die Ellbogen nach hinten und führe deinen Oberkörper so nah an die Tür heran, wie es geht. Halte die Ellbogen eng am Körper. Die Handinnenflächen zeigen zueinander. Atme aus, während du die Arme beugst. Streck die Arme danach langsam wieder und lass dich nach hinten unten absinken. Dabei atmest du ein und hältst weiterhin Kopf und Rücken gerade.

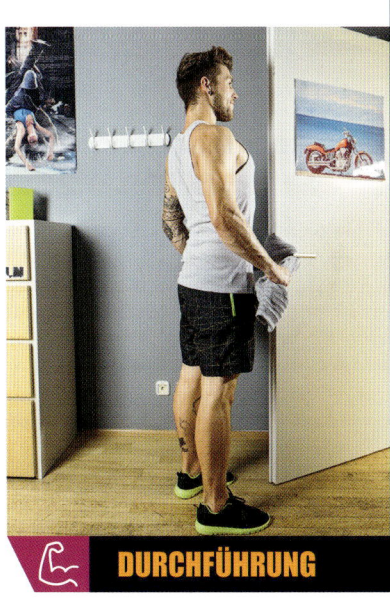

DURCHFÜHRUNG

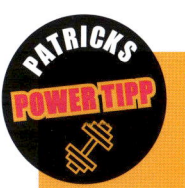

PATRICKS POWER TIPP

Denk während der Übung daran, die Ellbogen nach hinten zu ziehen, nicht daran, die Arme zu beugen. So aktivierst du auch die Rückenmuskulatur, die wesentlich stärker ist als die Armmuskeln. Keine Sorge, die Arme werden so nur noch besser trainiert, denn du schaffst dann mehr Wiederholungen.

SO FÜHLT ES SICH RICHTIG AN

Beim Rudern sind dein Bizeps und die Rückenmuskulatur gefragt. Die hintere Schultermuskulatur wird ebenfalls trainiert. Die untere Rückenmuskulatur, dein Gesäß und deine Beine arbeiten stabilisierend, während du in der Schrägen hängst.

KÖRPERPFLEGE I

Die hier vorgestellten Trainingspläne können dich ganz schön ins Schwitzen bringen. Und das ist auch gut so. Schwitzen ist gesund. Viele finden es eklig, aber im Sport ist das was anderes. Schweiß, der durch sportliche Betätigung entsteht, ist geladen mit Mineralstoffen aus dem Körper. Er riecht kaum, ganz anders als Alltags- und Stressschweiß.

Nach dem Sport heißt es trotzdem: duschen. Hygiene ist wichtig. Ob du zu Hause trainierst oder im Studio, ist dabei egal. Du hast dich auf den Boden gelegt und auch viele Sachen angefasst, an denen auch andere gearbeitet haben. Das muss dann auch wieder runter vom Körper. Oder würdest du gern jemanden küssen, der bei seinen Liegestützen immer (fast) den Boden geknutscht hat?

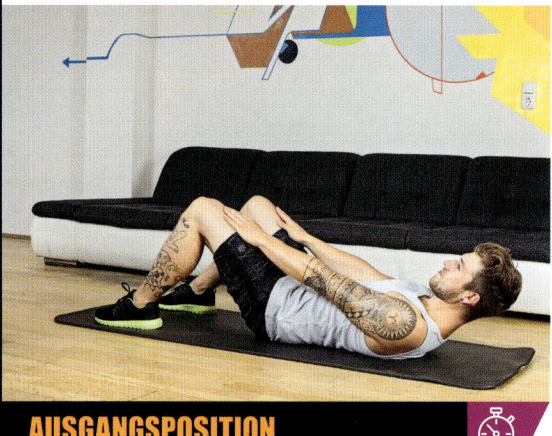

AUSGANGSPOSITION

Leg dich auf den Rücken und stell die Füße flach auf den Boden. Die Hände liegen auf deinen Oberschenkeln. Der Rücken liegt in voller Länge flach auf dem Boden. Der Kopf ist vom Boden abgehoben.

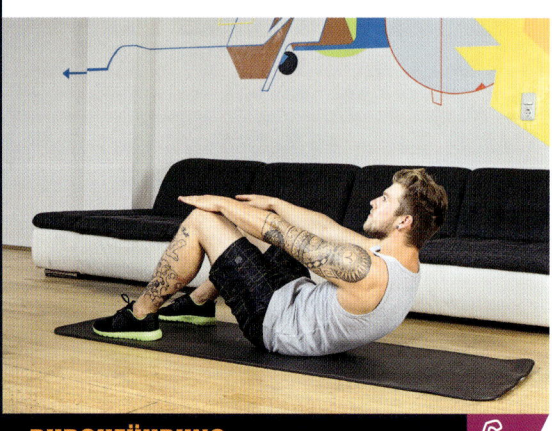

DURCHFÜHRUNG

Hebe den Oberkörper an, indem du die Bauchmuskeln fest anspannst. Die Hände werden dadurch an deinem Oberschenkel entlang aufwärtsrutschen. Wenn deine Finger auf deinen Kniespitzen liegen, senkst du den Oberkörper wieder leicht ab. Halte auf jeden Fall deinen unteren Rücken die ganze Zeit auf der Matte und mache kein Hohlkreuz. Das ist schlecht für deinen Rücken.

SO FÜHLT ES SICH RICHTIG AN

Hier spürst du nichts anderes als deine Bauchmuskeln, die dabei sind, zu einem Sixpack zu werden.

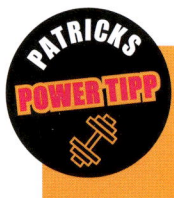

PATRICKS POWER TIPP

Wenn du die Übung ohne Schwung machst, arbeitet wirklich nur die Bauchmuskulatur und das Waschbrett wird regelrecht in deinen Bauch eingemeißelt!

Geh in eine leichte Kniebeuge und beuge den Oberkörper so weit nach vorne, wie du noch einen geraden Rücken halten kannst. Im Optimalfall hältst du deinen Oberkörper parallel zum Boden. Die Arme hängen vor dem Körper Richtung Boden, die Hände halten die Hanteln mit den Handinnenflächen zueinander gedreht, dein Blick geht diagonal nach vorne.

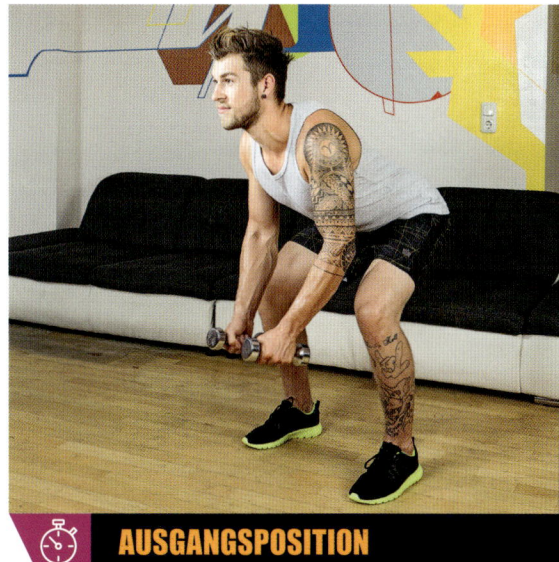

AUSGANGSPOSITION

Zieh die Ellbogen seitlich nach oben zur Decke, bis die Hände auf einer Höhe mit den Schultern sind. Atme während der Aufwärtsbewegung aus und halte dabei den Rücken, die Beine und die Ellbogen stabil. Senke die Hanteln wieder zum Boden und atme dabei ein. Wenn du keine Hanteln hast, kannst du auch mit Wasser gefüllte 1,5-Liter-Plastikflaschen nehmen.

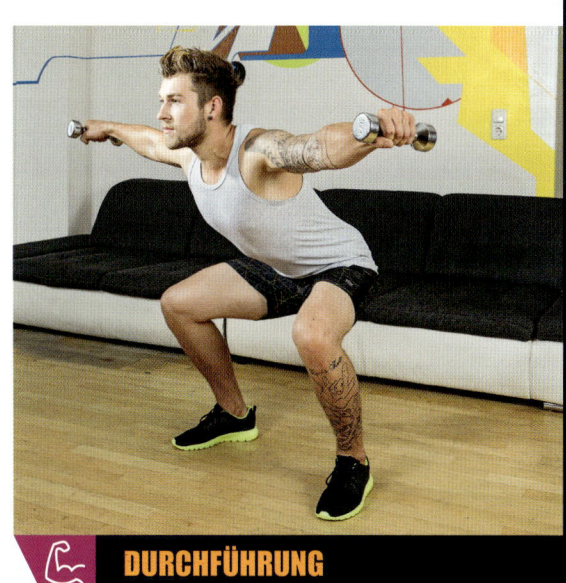

DURCHFÜHRUNG

SO FÜHLT ES SICH RICHTIG AN

Das Heben der Hanteln machen die hinteren Schultermuskeln, aber du wirst auch den unteren Rücken, die Beine und dein Gesäß deutlich spüren, weil es anstrengend ist, so lange in der Position zu stehen.

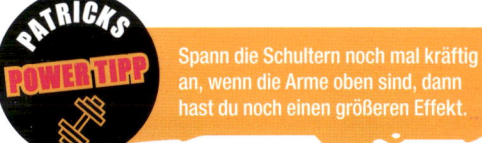

PATRICKS POWER TIPP

Spann die Schultern noch mal kräftig an, wenn die Arme oben sind, dann hast du noch einen größeren Effekt.

FORTGESCHRITTENE
LIEGESTÜTZ

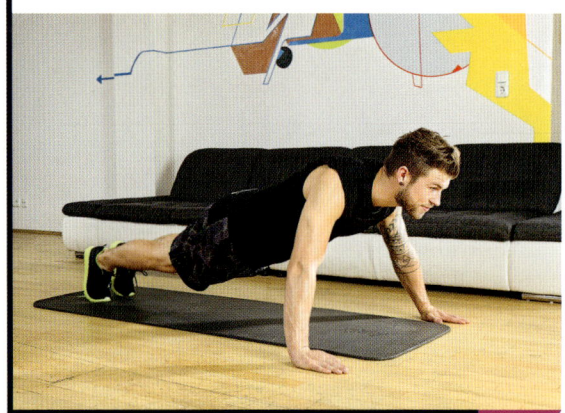

AUSGANGSPOSITION

Stütz dich auf die Hände und Fußballen und halte dabei den Oberkörper gerade. Die Arme sind leicht gebeugt, die Finger zeigen nach vorne, die Daumen zueinander. Die Hände sind etwas weiter auseinander als schulterbreit und werden auf Höhe der Brustwarzen gehalten. Der Kopf ist gerade, das heißt, du schaust am besten leicht nach vorne.

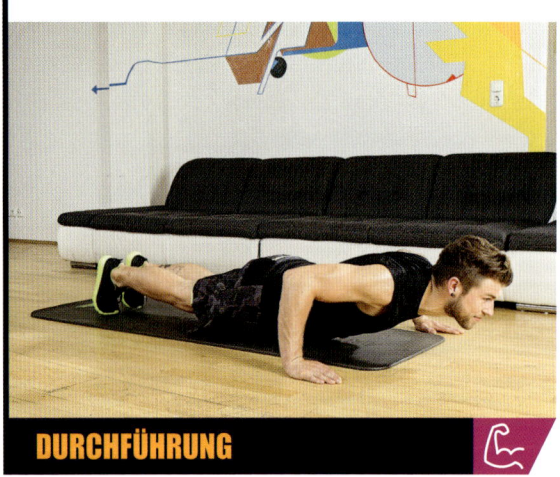

DURCHFÜHRUNG

Beuge die Ellbogen, bis deine Brust den Boden berührt. Halt den Kopf aber gerade, viele wollen mit der Nase den Boden berühren, das ist aber falsch. Nimm die Ellbogen eher nach außen, je weiter du sie an deinen Körper ziehst, desto schwieriger wird es. Atme beim Absenken des Oberkörpers ein. Kurz bevor du den Boden berührst, drückst du dich wieder hoch. Atme dabei aus und halte den Oberkörper und vor allem deinen unteren Rücken weiterhin gerade.

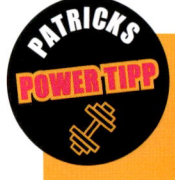

PATRICKS POWER TIPP

Liegestütze sind natürlich der Klassiker und trotzdem eine stark unterschätzte Übung. Die Leute denken halt, weil es die Übung schon so lange gibt, sei sie nicht gut. Dabei gehört sie zu den wichtigsten Übungen, die es gibt. Mach die Liegestütze also auf jeden Fall, auch wenn du dich vielleicht auf die Knie stützen musst, weil du noch nicht so viele Wiederholungen schaffst.

SO FÜHLT ES SICH RICHTIG AN

Liegestütze trainieren den ganzen Körper, vor allem aber die Brust, die Schultervorderseiten und den Trizeps. Womöglich wirst du auch eine Ermüdung der Bauchmuskulatur spüren, die – genau wie die Oberschenkel, die Schulterrückseiten, das Gesäß und die Hüftmuskeln – stabilisierend arbeiten. Wenn du aber etwas im unteren Rücken spürst, hältst du den Oberkörper nicht gerade, sondern machst ein Hohlkreuz. Das ist schlecht.

Du stützt dich auf deine Unterarme und deine Fußballen und musst dann am allermeisten darauf achten, dass du deinen Körper gerade hältst. Mach eher einen kleinen Buckel als ein Hohlkreuz, dann bist du auf der sicheren Seite. Die Ellbogen stehen genau unter den Schultern, und die Unterarme zeigen nach vorne.

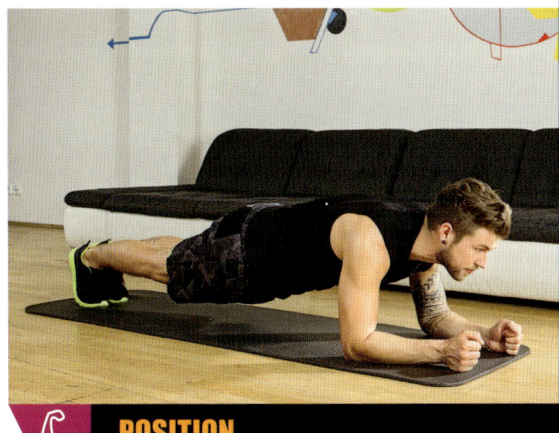

POSITION

Der Unterarmstütz ist eine statische Übung. Das heißt, es geht darum, die Position so lange wie möglich zu halten. Ich bringe da immer etwas Abwechslung rein, indem ich mal das eine, mal das andere Bein anhebe, aber generell ist hier das Wichtigste, den Körper gerade zu halten und in der Position zu bleiben.

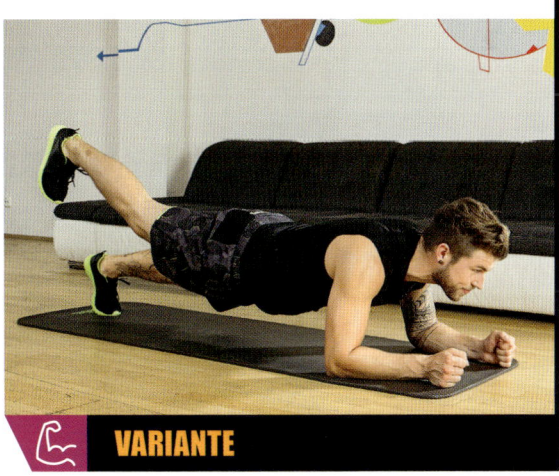

VARIANTE

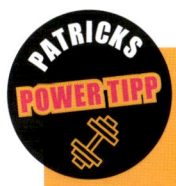

PATRICKS
POWER TIPP

Wichtig ist, dass du nach einem Satz Unterarmstütz aufstehst und dich bewegst. Leg dich nicht auf den Bauch und warte, bis die Zeit zum nächsten Satz vorbei ist. So entspannst du viel zu schnell und vertrödelst die Zeit. Besser, du stehst auf, trinkst einen Schluck Wasser oder sprichst mit deinem Trainingspartner – gerade die Planke ist eine Top-Bauchübung mit Sixpackgarantie, also egal was du machst, lieg nicht einfach nur herum!

SO FÜHLT ES SICH RICHTIG AN

Die Planke wirst du in den Schultern, der Brust, im Bauch und an den Oberschenkeln spüren. Auch die hintere Schultermuskulatur, der untere Rücken, das Gesäß und die Waden arbeiten mit, weil es eine Ganzkörperübung ist.

DIP ZWISCHEN ZWEI STÜHLEN

KÖRPERPFLEGE II

Auf die Frisur legen viele großen Wert. Ich hab damit ja nicht so ein Problem, aber früher habe ich mir auch immer die Haare mit Gel gestylt und manchmal sogar ein Glätteisen benutzt. Das ist ja alles in Ordnung, nur gilt auch hier wieder: Das Styling darf kein Nachteil für die Trainingszeit sein. Wenn deine Beine nicht rasiert sind oder die Frisur nicht sitzt: Scheiß drauf! Das interessiert deinen Körper gar nicht. Zieh halt eine lange Hose und/oder eine Kappe an/auf, wenn du ins Studio gehst. Hauptsache rein ins Training! Und glaub mir: So wichtig ist es den Leuten um dich herum gar nicht, wie du aussiehst. Oder denkst du abends noch daran, wie sich ein bestimmter Typ die Haare gemacht hat? Siehst du. Es gibt wirklich Wichtigeres im Leben.

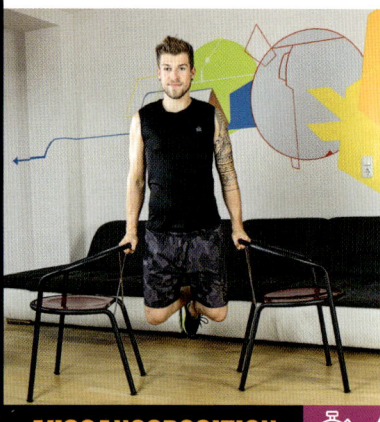

AUSGANGSPOSITION

Stelle zwei Stühle nebeneinander, sodass sich die Rückenlehnen gegenüberstehen. Dann stützt du dich mit jeweils einer Hand auf die Rückenlehne jeweils eines Stuhls und hebst die Füße vom Boden ab. Senke die Schultern und lehne dich im Stütz etwas nach vorne.

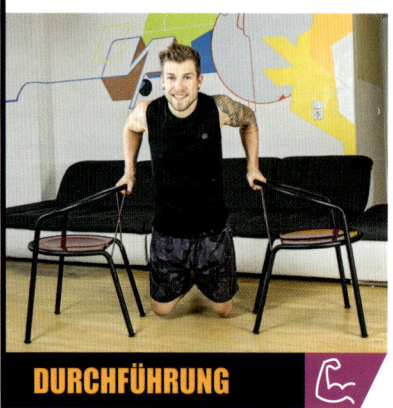

DURCHFÜHRUNG

Beuge langsam die Arme, sodass du den Oberkörper in Richtung Boden bringst. Atme dabei ein. Wenn deine Ellbogen etwa im 90°-Winkel stehen, streckst du die Ellbogen wieder. Bei der Aufwärtsbewegung atmest du aus.

SO FÜHLT ES SICH RICHTIG AN

Du spürst vor allem eine Dehnung in der vorderen Schulterpartie und eine große Spannung in der Brustmuskulatur. Zusätzlich arbeiten auch die Rückenmuskulatur und der Trizeps.

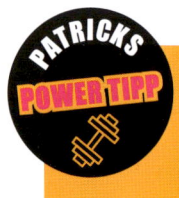

PATRICKS POWER TIPP

Du kannst dich bei der Abwärtsbewegung leicht nach vorne lehnen. Dadurch übernimmt die Brustmuskulatur mehr Arbeit und du schaffst ein paar Wiederholungen mehr.

Leg dich auf den Rücken und stell die Füße mit dem ganzen Fuß auf den Boden. Dann hebe die Beine an. Die Hände hältst du am Hinterkopf neben deinen Ohren, die Ellenbogen zeigen nach außen. Der Rücken liegt in voller Länge flach auf dem Boden.

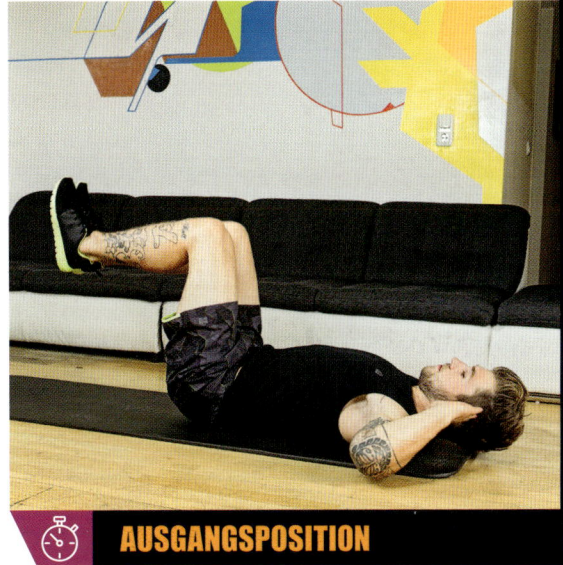

⏱ **AUSGANGSPOSITION**

Hebe den Oberkörper an, indem du die Bauchmuskeln fest anspannst und dabei ausatmest. Der Bewegungsumfang ist gering, du kommst also nicht allzu weit nach oben. Trotzdem wird die Bauchmuskulatur voll ausgelastet sein. Wenn es nicht mehr weiter nach oben geht, senke den Oberkörper wieder langsam ab und atme ein. Halte auf jeden Fall deinen unteren Rücken die ganze Zeit auf der Matte und mache kein Hohlkreuz. Das ist schlecht für deinen Rücken.

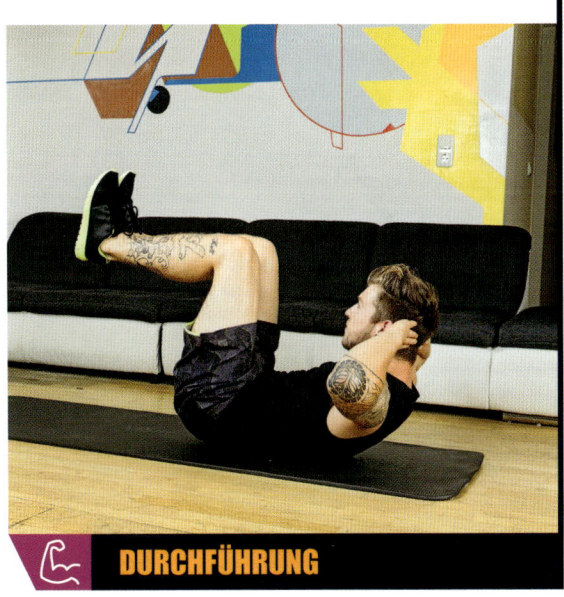

💪 **DURCHFÜHRUNG**

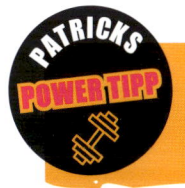

PATRICKS POWER TIPP

Wenn du die Übung ohne Schwung machst, arbeitet wirklich nur die Bauchmuskulatur und dein Trainingserfolg wird beschleunigt.

SO FÜHLT ES SICH RICHTIG AN

Hier spürst du nichts anderes als deine Bauchmuskeln, die zu einem Sixpack werden.

5 RUDERN MIT HANDTUCH AM TÜRGRIFF (SCHWERE VARIANTE)

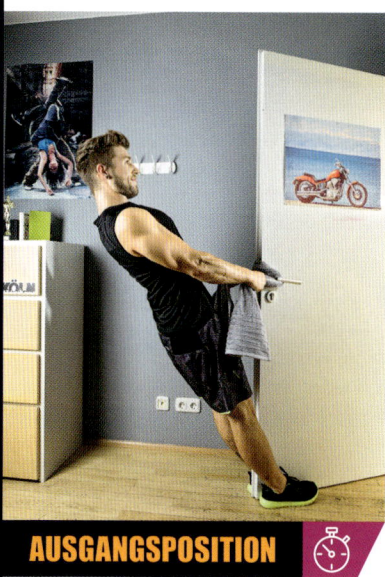

AUSGANGSPOSITION

Wickle ein Handtuch um die Türgriffe auf beiden Seiten einer Tür (siehe kleines Foto). Nun fasst du die beiden Enden des Handtuchs und lehnst dich mit gestreckten Armen nach hinten. Damit die Übung anstrengend genug ist, musst du mit den Füßen weit nach vorne gehen, um den Körper so schräg wie möglich zu halten. Am besten trägst du Sportschuhe, damit du während der Übung nicht wegrutschst. Der Oberkörper und der Kopf werden aufrecht und gerade gehalten. Das heißt, du schaust nach oben zum Türrahmen, nicht zu den Griffen, damit der Kopf gerade bleibt.

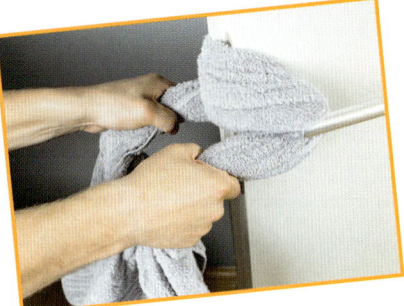

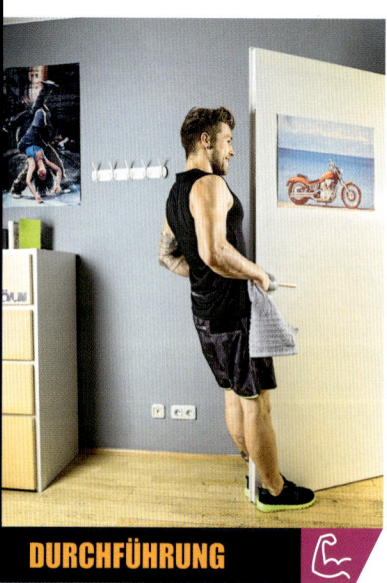

DURCHFÜHRUNG

Ziehe die Ellbogen nach hinten und den Oberkörper so nah an die Tür heran, wie es geht. Halte die Ellbogen eng am Körper. Die Handinnenflächen zeigen zueinander. Atme aus, während du die Arme beugst. Streck die Arme danach langsam wieder und lass dich nach hinten unten absinken. Dabei atmest du ein und hältst weiterhin Kopf und Rücken gerade.

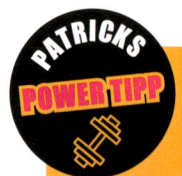

PATRICKS POWER TIPP

Bei krasser Schräglage ziehe ich meine Fußspitzen immer an. Es könnte sonst sein, dass dein Schuh in deine Achillessehne drückt. Ich finde das sehr unangenehm. Wenn ich die Fußspitzen anziehe, habe ich das Problem nicht. Dafür muss ich mehr darauf achten, nicht wegzurutschen.

SO FÜHLT ES SICH RICHTIG AN

Bei Ruderbewegungen werden der Bizeps und die Rückenmuskulatur voll gefordert. Die hintere Schultermuskulatur wird ebenfalls trainiert. Die untere Rückenmuskulatur, dein Gesäß und deine Beine arbeiten stabilisierend, während du in der Schrägen hängst.

SICHERHEITSHINWEIS

Führe diese Übung nur durch, wenn die Tür stabil genug ist. Das kannst du überprüfen, indem du dir den Rahmen, an dem die Tür hängt, anschaust. Wenn du Stahlzargen siehst, kannst du die Übung starten. Wenn du stattdessen Holzzargen siehst, lass es lieber bleiben. In jedem Fall solltest du die Tür stützen, indem du etwas in den Spalt zwischen Türende und Boden klemmst. Chris nimmt dafür immer seine Hausschuhe.

Drehe deine Handinnenflächen in Blickrichtung. Halte die Hände etwas mehr als schulterbreit auseinander und fasse mit den Fingerkuppen auf den Türrahmen. Winkle die Knie an, indem du die Fersen Richtung Gesäß ziehst. Nun hängst du an der Tür und bist startbereit.

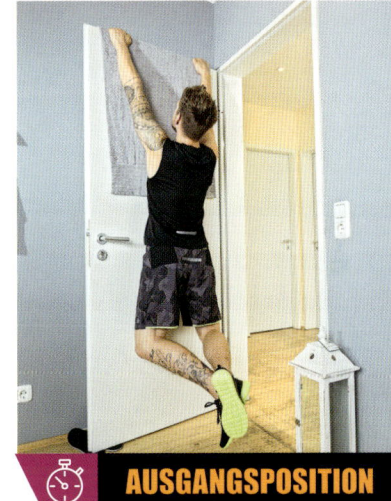

AUSGANGSPOSITION

Zieh dich nach oben, bis dein Kinn über dem Türrand angekommen ist. Atme während der Bewegung aus. Gib dann der Schwerkraft nach und lass dich langsam zum Boden absinken, ohne dass deine Füße den Boden berühren. Atme dabei ein.

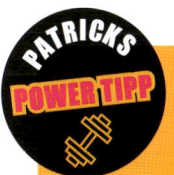

PATRICKS POWER TIPP

Ich lege mir meistens ein Handtuch auf den Türrahmen. Bei Klimmzügen am Türrahmen tun dir die Finger gern mal weh, bevor deine Rückenmuskeln genug gearbeitet haben. Das Handtuch auf dem Rahmen schützt die Finger und gibt besseren Grip. So kann ich in Ruhe trainieren und muss nicht etwa zu früh abbrechen.

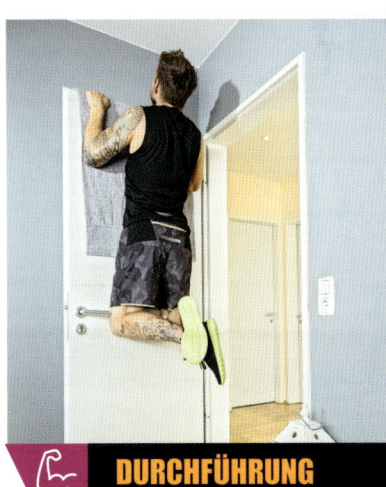

DURCHFÜHRUNG

SO FÜHLT ES SICH RICHTIG AN

Du wirst sofort den Rücken und die Armmuskeln spüren. Zusätzlich werden auch Schultern und Brust ein bisschen trainiert. Wahrscheinlich spürst du auch deine Finger, da der Türrahmen nicht so optimal geformt ist wie eine Klimmzugstange.

ÜBUNGEN UND TRAININGSPROGRAMME
CHRIS ZU HAUSE
FORTGESCHRITTENE

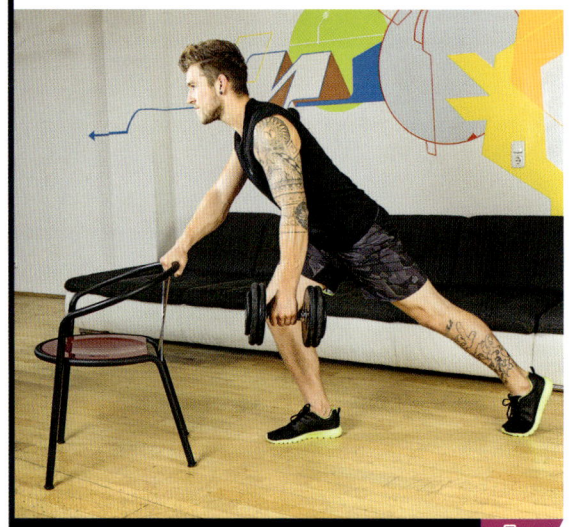

AUSGANGSPOSITION

Ein Arm stützt sich auf die Sitzfläche des Stuhls, die Beine werden leicht gebeugt und der Rücken gerade gehalten. Denk an eine Kniebeuge, wenn du die Position einnimmst. Nun fasst du die Hantel mit der freien Hand. Die Handinnenfläche zeigt zu deinem Körper.

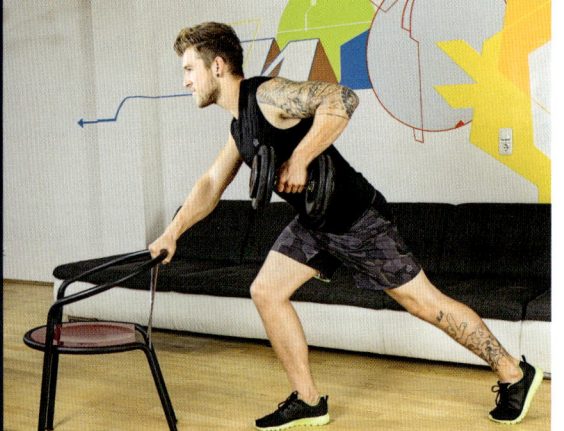

DURCHFÜHRUNG

Halte den Rücken und deinen Kopf gerade und zieh den Ellbogen mit der Hantel in der Hand nach oben zur Decke. Atme beim Anheben der Hantel aus. Wenn du nicht mehr weiterziehen kannst, lässt du den Arm langsam wieder Richtung Boden sinken und atmest dabei ein. Die Hantel sollte während des Satzes nicht den Boden berühren.

SO FÜHLT ES SICH RICHTIG AN

Die Rückenmuskulatur zieht den Ellbogen nach oben, der Bizeps stabilisiert den Arm.

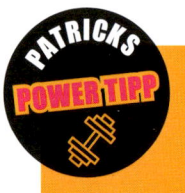

PATRICKS POWER TIPP

Viele drehen den Oberkörper mit, wenn sie den Arm hochziehen, aber das ist Quatsch. Du willst ja breit werden, dafür muss die Rückenmuskulatur wachsen. Lass die Drehung also sein, sonst verzichtest du auf wichtige Gains.

Du legst dich auf den Bauch, schließt die Füße und stellst die Fußspitzen auf den Boden. Leg die Hände übereinander und deine Stirn auf dem oben liegenden Handrücken ab.

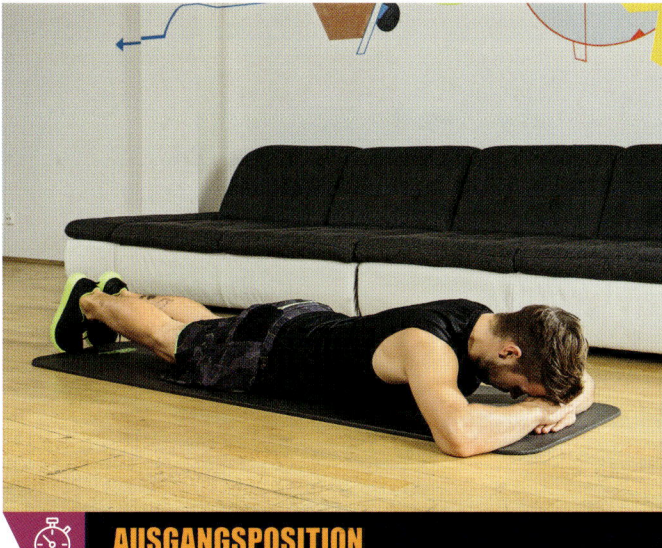

🕐 **AUSGANGSPOSITION**

Hebe den Oberkörper mitsamt den Armen und die Beine gleichzeitig vom Boden ab. Halte dabei stets Kontakt zwischen Stirn und den beiden Handrücken, damit Kopf und Nacken gerade bleiben. Halte die Position. Dabei atmest du ruhig durch den Mund weiter. Nach Ablauf der Zeitvorgabe (siehe Trainingsplan) legst du Oberkörper und Beine wieder auf dem Boden ab.

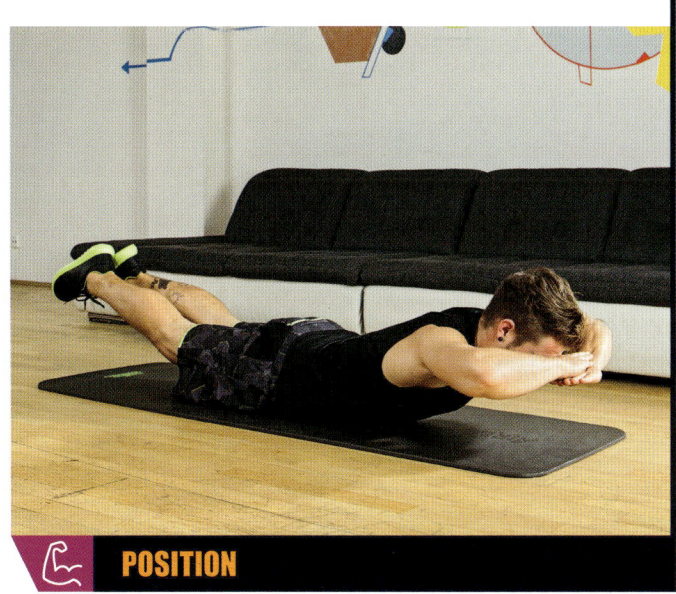

💪 **POSITION**

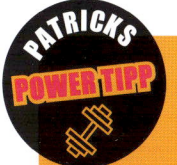

PATRICKS POWER TIPP

Die Füße schweben während der Übung die ganze Zeit in der Luft. Ob du die Fußspitzen dabei anziehst oder streckst, ist egal. Wenn du die Füße eng zusammenhältst, sodass die Beine geschlossen sind, wird die Übung noch anstrengender.

SO FÜHLT ES SICH RICHTIG AN

Die gesamte tiefliegende Rückenmuskulatur muss arbeiten, um Oberkörper und Beine anzuheben. Du spürst aber nicht nur deinen Rücken, sondern auch die hinteren Schulterpartien und die Oberschenkelrückseiten.

9 TIEFE KNIEBEUGE FREI

MARKEN UND LABEL

Es gibt nur eine Marke, die du immer anziehen solltest: Charakter! Dein Charakter und deine Einstellung zählen, nicht die Kleidungsmarke, die du trägst. Die sagt vielleicht aus, dass du oder irgendjemand in deinem Umfeld mal einen gewissen Betrag an der Kasse bezahlt hat. Aber sexy macht es dich nicht, wenn du ansonsten mit mieser Laune, schlechtem Benehmen und ungepflegt rumläufst. Wer gut drauf ist, braucht keine Markenklamotten zum Leben. Ein Sixpack macht sexy, und das entsteht, weil man viel trainiert und sich gut ernährt – und nicht, weil man viel oder teuer shoppen geht. Eine positive Einstellung, eine gesunde Ernährung und ein guter Trainingsplan sind weitaus wertvoller als jede Klamotte der Welt.

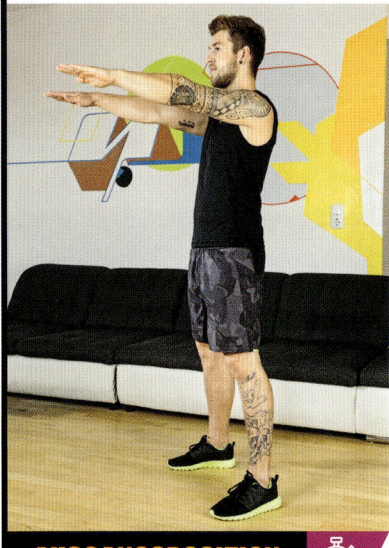

Du stehst im aufrechten Stand, die Knie sind leicht gebeugt. Die Füße stehen parallel und etwas weiter auseinander als hüftbreit. Das Körpergewicht ist beidseitig jeweils auf den ganzen Fuß verteilt, die Arme werden vor dem Körper nach vorne gehalten.

AUSGANGSPOSITION

Beuge langsam die Knie und schiebe gleichzeitig dein Gesäß weit nach hinten. So hältst du den Rücken gerade. Die Kniespitzen bleiben immer genau über den Fußspitzen. Beuge die Beine so weit, wie du das Gleichgewicht halten kannst. Atme während der Abwärtsbewegung ein. Sobald du die Beine wieder streckst, atmest du aus und musst dich darauf konzentrieren, die Knie über den Füßen zu halten, damit sie nicht nach innen knicken.

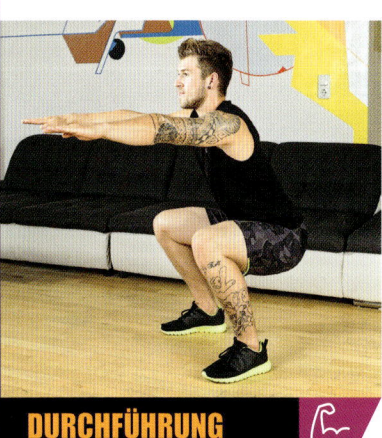

DURCHFÜHRUNG

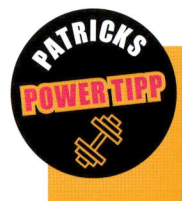

PATRICKS POWER TIPP

Du weißt ja: Je schneller du Muskeln aufbauen willst, desto langsamer musst du dich bewegen. Das ist ganz besonders bei tiefen Kniebeugen ohne Zusatzgewicht der Fall.

SO FÜHLT ES SICH RICHTIG AN

Kniebeugen trainieren die Oberschenkel, das Gesäß, die Waden und auch ganz besonders den unteren Rücken.

Du stellst einen Wasserkasten quer zwischen deine Füße. Die Füße stehen dabei etwas mehr als schulterbreit auseinander, die Fußspitzen zeigen leicht nach außen. Geh in die Knie wie bei einer Kniebeuge und schiebe dein Gesäß ganz weit nach hinten raus, damit dein Rücken komplett gerade ist. Fasse den Kasten nun außen an den Griffen, mit nach innen gedrehten Handflächen.

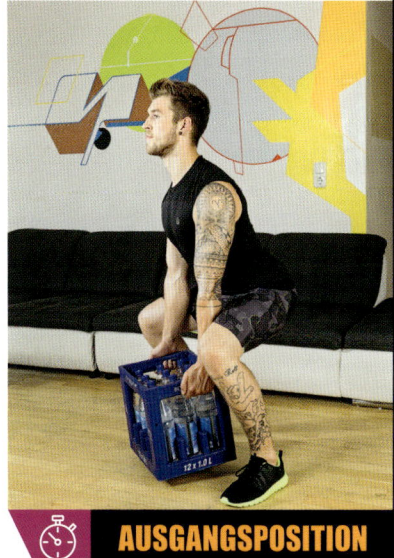

AUSGANGSPOSITION

Strecke Beine und Rücken gleichzeitig und hebe so den Wasserkasten vom Boden ab. Halte den Rücken gerade und die Kniespitzen über den Fußspitzen. Das Körpergewicht verteilst du gleichmäßig über den Fuß. Atme während des Anhebens aus. Je mehr du die Beine streckst, desto mehr schiebst du die Hüfte nach vorne, bis du aufrecht stehst. Nachdem du im aufrechten Stand angekommen bist, beugst du die Beine wieder und schiebst das Gesäß weit nach hinten raus. Halte den Wasserkasten stets eng am Körper. Atme während der Abwärtsbewegung ein. Setz den Wasserkasten zwischen den einzelnen Wiederholungen nicht ab.

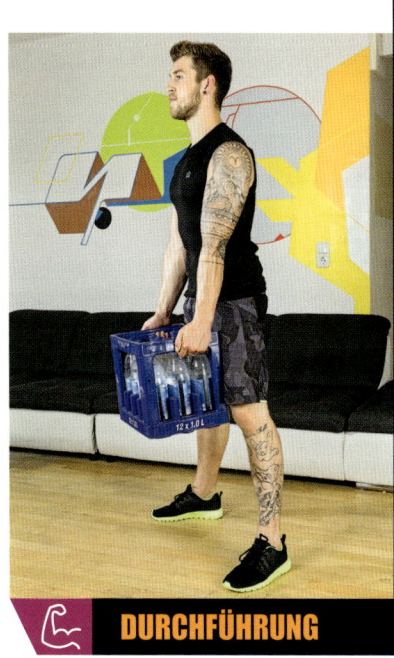

DURCHFÜHRUNG

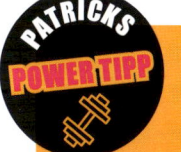

PATRICKS POWER TIPP

Du kannst das Gewicht des Wasserkastens leicht verändern, indem du mehr oder weniger Flaschen hineinstellst. Außerdem macht es einen riesigen Unterschied, ob die Flaschen gefüllt oder leer sind. So findest du auf jeden Fall dein Optimalgewicht!

SO FÜHLT ES SICH RICHTIG AN

Beim Kreuzheben werden vor allem der untere Rücken, das Gesäß und die Beine trainiert. Aber eigentlich spürst du alles, auch deine Unterarme, deinen Nacken und deine Finger.

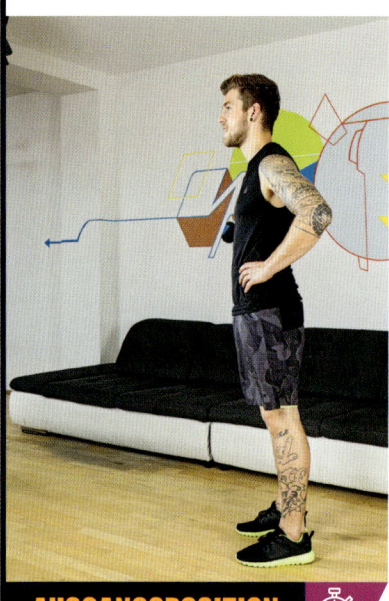

AUSGANGSPOSITION

Du beginnst im aufrechten Stand mit geschlossenen Füßen. Die Hände legst du an die Hüften.

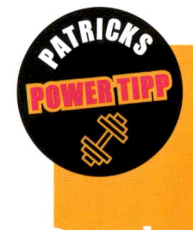

PATRICKS POWER TIPP

Je größer du den Schritt machst, desto härter wird die Übung. Wenn es dir zu schwer fällt, die Schritte nach vorne zu setzen, dann bleib in der Schrittstellung und beuge nur das vordere Knie auf und ab.

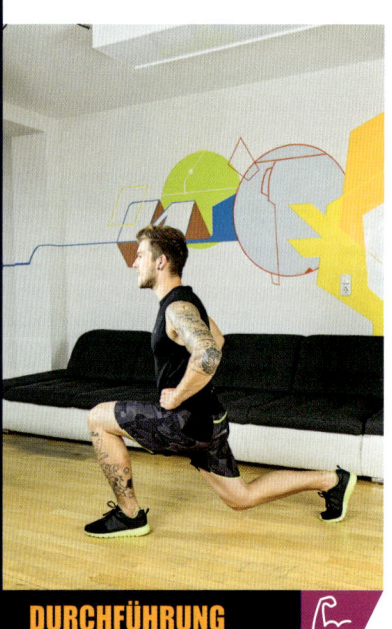

DURCHFÜHRUNG

Gehe einen großen Schritt nach vorne, indem du ein Bein anhebst, das Körpergewicht nach vorne verlagerst und dann den Fuß erst auf der Ferse aufsetzt und anschließend ganz abrollst. Das hintere Bein steht nur noch auf dem Fußballen, die Ferse ist angehoben. Jetzt bist du in der Schrittstellung. Nun beugst du zusätzlich das vordere Knie, bis die Kniespitze des hinteren Beins kurz über dem Boden ist. Halte dabei das vordere Knie genau über dem vorderen Fuß. Atme während dieser Abwärtsbewegung kontinuierlich ein. Nun drückst du dich vom vorderen Bein aus kräftig ab, streckst das vordere Knie und verlagerst mit diesem Schwung das Körpergewicht zurück auf den hinteren Fuß. Ziehe das vordere Bein wieder zum hinteren heran. Atme dabei aus. Während der gesamten Bewegung bleibt der Oberkörper aufrecht, wobei es leichte Schwankungen wegen der Gewichtsverlagerung gibt.

SO FÜHLT ES SICH RICHTIG AN

Besonders die Oberschenkel und das Gesäß müssen bei den Ausfallschritten viel arbeiten. Auch andere Muskeln, wie die Rücken-, Bauch- oder Wadenmuskulatur, sind stabilisierend aktiv, aber diese wirst du eher weniger spüren.

EINBEINIGES WADENHEBEN

Du stellst dich mit einem Fußballen auf eine Kante, zum Beispiel eine Treppenstufe zu Hause oder im Treppenhaus. Das andere Bein lässt du frei in der Luft hängen. Halt dich irgendwo fest, damit du das Gleichgewicht während der Übung halten kannst. Die Übung beginnt immer mit nach unten gehaltener Ferse, sodass du eine leichte Dehnung in der Wade spürst. Das Knie ist leicht gebeugt und der Oberkörper aufrecht.

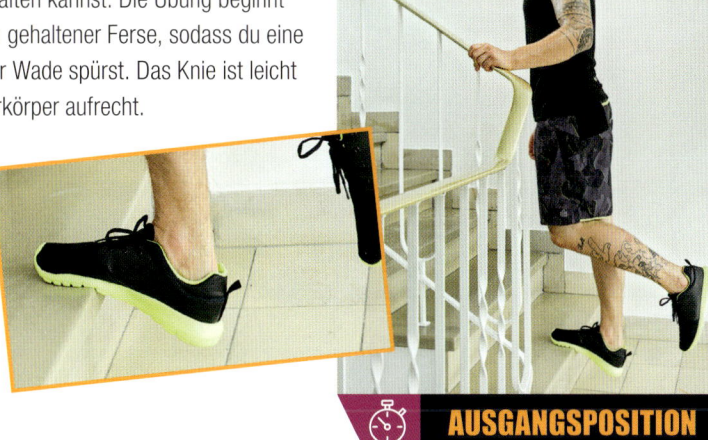

AUSGANGSPOSITION

Geh so hoch auf die Zehenspitze, wie du kannst! Spanne dabei die Wade kräftig an und atme aus. Danach senkst du die Wade wieder langsam ab und atmest ein. Die Fersen werden so weit nach unten gebracht, wie es geht. Die Ferse soll den Boden aber nicht berühren.

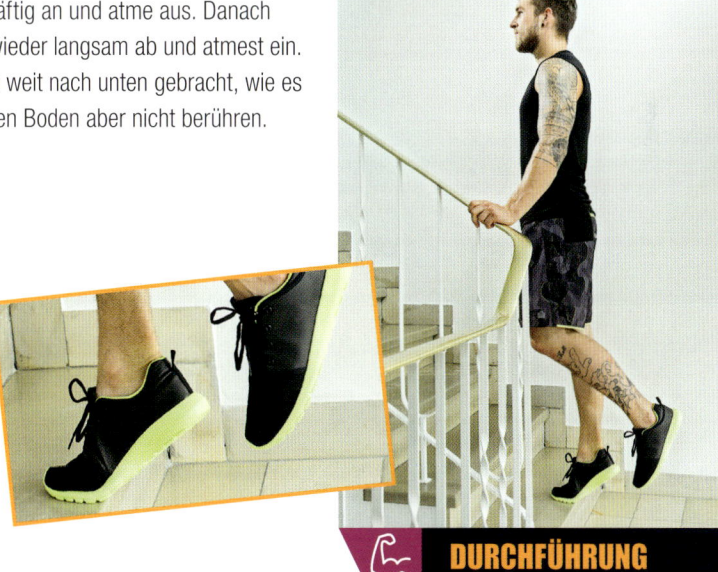

DURCHFÜHRUNG

PATRICKS POWER TIPP

Du kannst dich bei den letzten Wiederholungen ein bisschen mit den Händen unterstützen und hochdrücken; das wird dir noch mal einen richtigen Wachstums-Push geben. Aber wirklich nur ein bisschen helfen, sonst nimmst du den Waden zu viel Arbeit ab.

SO FÜHLT ES SICH RICHTIG AN

Die Wadenmuskeln werden sich schon nach wenigen Wiederholungen melden, wenn du die Übung richtig machst.

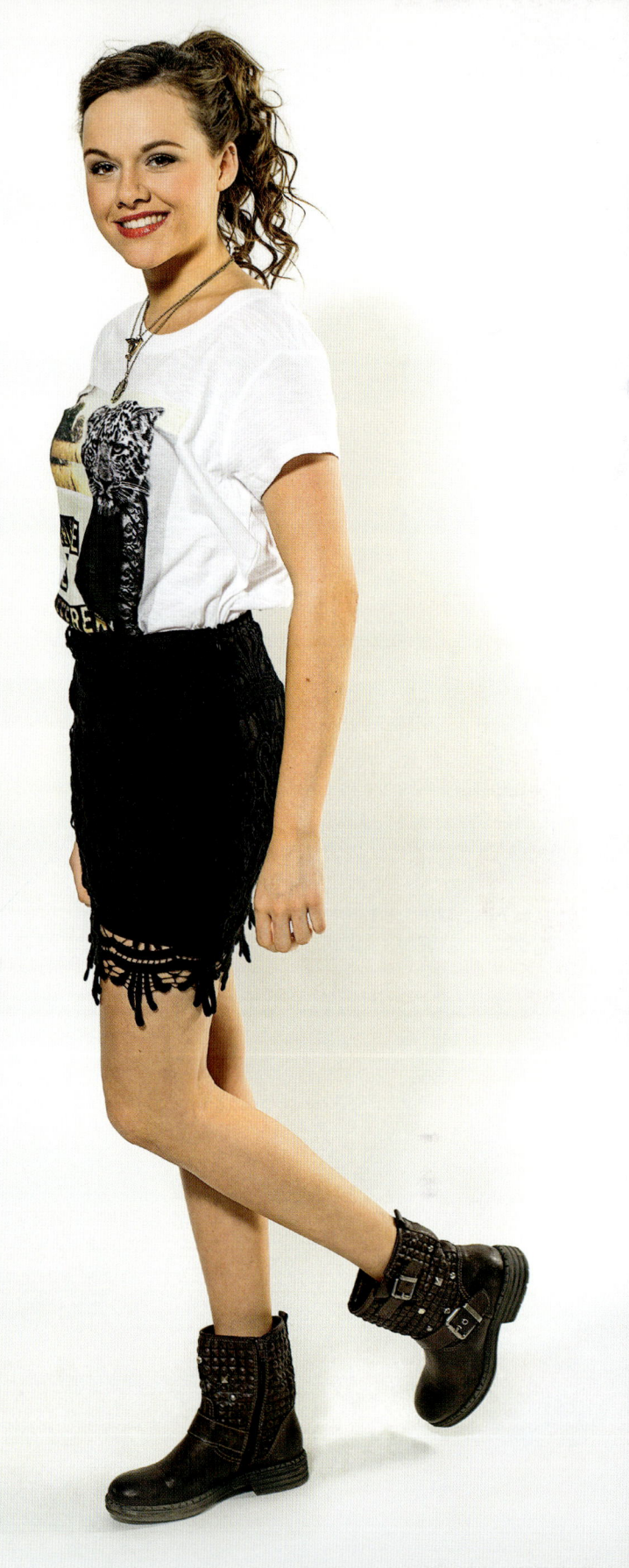

ANNA

- Alter: 19
- Größe: 167 cm
- Gewicht: 56 kg
- Fitnessziele: definierte Muskulatur, allgemeine Fitness
- Trainingslocation: zu Hause
- aktiv, fröhlich, aufgeschlossen
- immer für ihre Freunde da
- beste Freundin von Chantal und Kevin
- ehrgeizig, großes Durchhaltevermögen, zukunftsorientiert
- genießt das Leben und ist froh, endlich für sich selbst verantwortlich zu sein
- Anna ist Daddys Prinzessin; sie hat eine enge, starke Beziehung zu ihrem Vater Alex, der ihr auch das Kickboxen beigebracht hat und sie immer unterstützt.
- ist über das Kickboxen erst richtig an den Sport herangekommen
- studiert an der Uni Köln Sprachwissenschaft (Germanistik) und Literatur
- hat bereits als Aushilfe in der Gastro (66) gearbeitet
- Anna ist widerstandsfähig und stark. Sie hat sich von mehreren Rückschlägen in ihrem Leben (Liebeschaos zwischen Chris und Valentin, schlechte Beziehung zur eigenen Mutter) nicht entmutigen lassen und immer nach vorne gedacht.
- Schwäche: Entscheidungen zu treffen
- Stärke: Durchhaltevermögen

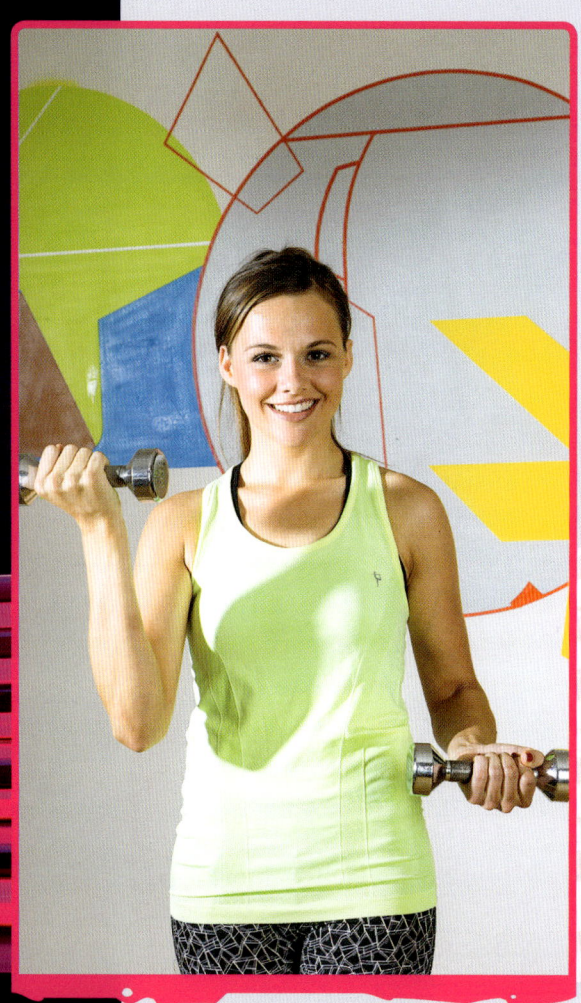

ich wirklich alles lieber gemacht hätte als Sport. Und weißt du was? Diese Momente stehen jedem zu. Weißt du, manchmal will man sich einfach nur in seinem Bett einigeln, die Lieblingsserie gucken und dabei Schokolade mit der besten Freundin essen. Chantal und ich haben schon einige solcher Tage hinter uns. Wenn es bei mir in der Liebe nicht lief oder mich die Uni überfordert, bin ich nicht wirklich motiviert, mich auch noch beim Sport richtig auszupowern. Aber lass dir eins sagen: Sport hilft dabei, deine Sorgen mal für einen Moment zu vergessen. Denn ich benutze Sport oft als Ventil. Wenn es mir schlecht geht und ich am liebsten einfach gar nicht nachdenken möchte, sondern meine ganze Wut und Aggression herauslassen will, hilft mir nichts besser, als mich richtig auszupowern. Ich schlage dabei gerne auf den Boxsack im Loft ein, bis ich nicht mehr kann.

Das hält nicht nur fit, sondern führt auch dazu, dass ich nur wütend auf den Boxsack bin und meinen Frust nicht an meinen Freunden auslasse. Denn echt blöd ist es, wenn man seine Freunde dafür verantwortlich macht, dass es einem gerade schlecht geht. Du hast bestimmt auch schon mal einen Streit vom Zaun gebrochen, obwohl derjenige, der deine Wut abbekommen hat, nichts dafür konnte, oder? Glaub mir, ich kann das total verstehen. Aber ganz ehrlich, meistens können deine Mitmenschen nichts dafür, wenn es gerade in der Arbeit oder in der Liebe nicht gut läuft. Also hier mein Tipp: Bevor du deinen Frust an anderen auslässt, lass ihn beim Sport raus. Denn das Einzige, was dann passiert, ist, dass du dich hinterher fitter fühlst. Und der Frieden in deinen Freundschaften ist nicht in Gefahr.

Ich weiß, dass es oft wirklich schwer sein kann, sich zu motivieren. Wie gesagt, ich bin in der Hinsicht auch nicht perfekt. Aber ich werde mal versuchen, dir ein paar weitere Tipps zu geben, mit denen du vielleicht etwas anfangen kannst.

HI, DU FLEISSIGER MENSCH DA DRAUSSEN!

Ich bin's, deine Anna, und ich heiße dich natürlich auch von meiner Seite aus herzlich willkommen in diesem Fitnessbuch. Wahrscheinlich hast du schon von Patrick gehört, was auf dich zukommt, deshalb werde ich dir an dieser Stelle etwas über mich erzählen und versuchen, dich zu motivieren. Ich möchte nämlich, dass du dich mit diesem Buch richtig wohlfühlst und deine Fitnessziele super erreichst. Ich gebe zu, dass es nicht immer einfach ist, am Ball zu bleiben. Ich habe selbst genug Tage und Momente gehabt, in denen

Wenn mir mal gar nicht nach Sport ist, ich aber eigentlich tief in mir drinnen weiß, dass ich mich bewegen will, denke ich daran, wie gut ich mich nach einer langen und schweißtreibenden Sportsession fühle. Ich denke dann an dieses Hochgefühl, das ich spüre, wenn ich mich total verausgabt habe. Die Muskeln und das Herz pochen, und ich hab ein gutes Gefühl, weil ich etwas für meinen Körper getan habe. Ich denke an meinen fiesen kleinen inneren Schweinehund, der mich auslachen will und mir immer so gerne sagt: »Ich wusste doch, dass du heute nicht mehr vom Sofa hochkommst.« Dann packe ich mich selbst an meinem Stolz und lache dem Schweinehund hinterher ins Gesicht.

Und wenn ich dann noch daran denke, dass ich früher oft außer Atem war, wenn ich nur ein paar Meter gerannt bin, um den Bus oder die Bahn zu bekommen, dann weiß ich, dass ich das nicht mehr möchte. Ich will auch mal 100 Meter zur Bahn rennen können, ohne dass ich Schnappatmung bekomme. Und dabei hilft mir der Sport. Wenn du außerdem wirklich ehrgeizig bist und über dich selbst hinauswachsen möchtest, dann hast du die allerbesten Voraussetzungen, um ein richtig fitter Mensch zu werden. Verliere niemals deinen Ehrgeiz und push dich immer selbst voran. Beweise dir, dass du alles schaffen kannst: Heute läufst du vielleicht noch 5 Kilometer, morgen schon 10 und in ein paar Monaten 20. Das Gleiche gilt fürs Gewichteheben und die Dauer deiner Übungen. Je mehr du dich dahinterklemmst, desto weiter kommst du. Ja, du musst Geduld haben. Aber auch das ist ein cooler Nebeneffekt des Sports: Du steckst dir selbst Ziele und lernst auf dem Weg dorthin, sie zu verfolgen, ohne den Fokus zu verlieren.

Ich will jetzt nicht so klingen, als sei ich fehlerfrei. Ich liebe die Cocktailabende mit meinen Freunden auf Chanti Beach, ich liebe Kölsch und ich bleibe oft auch lieber liegen, als mich noch im Morgennebel auf eine Joggingtour zu begeben oder schon in der Früh zu Hause zu trainieren. Aber wie in allen Lebenssituationen gilt auch hier: Bleib ausgewogen. Hab Spaß mit deinen Freunden und genieße dein Leben, aber gleiche das auch mit Sport aus, um fit und gesund zu bleiben.

Ich hoffe sehr, dass ich dir helfen kann, und wünsche dir alles Gute mit diesem Buch und speziell mit »meinem« Kapitel. Ich selbst mache nämlich bei diesem Buch genau deshalb mit, damit es dir auch gelingt, stark und fit zu werden. Denn glaub mir: Du wirst dich besser fühlen, als du es jemals gedacht hättest.

Ganz liebe Grüße und super viel Spaß wünscht dir deine

ANNA

SO ARBEITET ANNA AN IHRER FIGUR:
TRAININGSPLAN FÜR ZU HAUSE

Anna trainiert gern zu Hause. Bei Alex im Loft hat sie oft am Boxsack trainiert und sich daran so richtig ausgepowert. Anna hat echt Ahnung vom Kickboxen und ist schon dadurch fit, aber sie lässt trotzdem keine Gelegenheit aus, auch Übungen für ihre allgemeine Fitness zu machen. Ich habe ihre zwei Lieblingstrainingspläne hier veröffentlicht. Sie sind beide für Girls geeignet, die einen günstigen und schnellen Weg suchen, sich fit zu machen.

ANFÄNGER

Der Anfängerplan für zu Hause sieht zweimal pro Woche Training vor. Alle Übungen ziehen den gesamten Körper in die Bewegung mit ein, sodass man mit nur wenig Aufwand den Stoffwechsel stark anregt. Da wird das Fett schnell verbrannt und die Muskeln werden gestrafft. Das Workout eignet sich für ein kurzes Programm, das dich fit für die Bikinifigur macht. Die Gewichtsangaben sollen nur als Orientierung dienen. Du wirst das Gewicht auf jeden Fall deinen eigenen Bedürfnissen anpassen müssen. Aber so siehst du schon mal, in welche Richtung es beim Gewicht geht. Die Übungen findest du ab Seite 112.

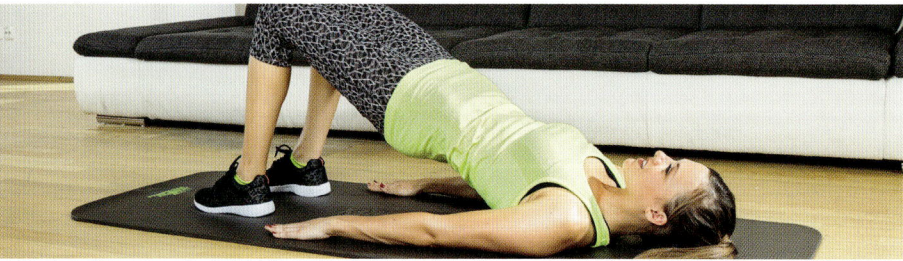

ÜBUNG	SÄTZE	WIEDERHOLUNGEN ODER ZEIT	GEWICHT ALS ORIENTIERUNGSHILFE
Kniebeuge mit Kurzhanteln über Kopf	2	20 Wiederholungen	8 kg / Seite
Ausfallschritt mit Kurzhanteln	2	10 Wiederholungen / Seite	10 kg / Seite
Planke – Unterarmstütz	2	30 Sekunden halten	eigenes Körpergewicht
Arm und Bein wegstrecken im Vierfüßlerstand	2	10 Wiederholungen / Seite	eigenes Körpergewicht
Bridge	2	30 Sekunden halten	eigenes Körpergewicht
Crunch seitlich	2	10 Wiederholungen / Seite	eigenes Körpergewicht

FORTGESCHRITTENE

Anna hat das richtige Körpergefühl, um auch die Fortgeschrittenen-Übungen mit dem eigenen Körpergewicht zu meistern. Diese sind besonders anspruchsvoll, weil man über die Variation der Übungen die Schwierigkeit anpasst. Anna nutzt fast nur die schwierigen Varianten und macht dann sogar noch drei

Sätze und 20 Wiederholungen beziehungsweise 30 Sekunden pro Übung. Dieser Plan ist das Geheimnis hinter ihrer tollen Figur. Die Gewichtsangaben sollen wieder nur als Orientierung dienen. Du wirst das Gewicht nach deinen eigenen Bedürfnissen anpassen müssen. Aber so siehst du schon mal, in welche Richtung es geht. Die Übungen findest du ab Seite 118.

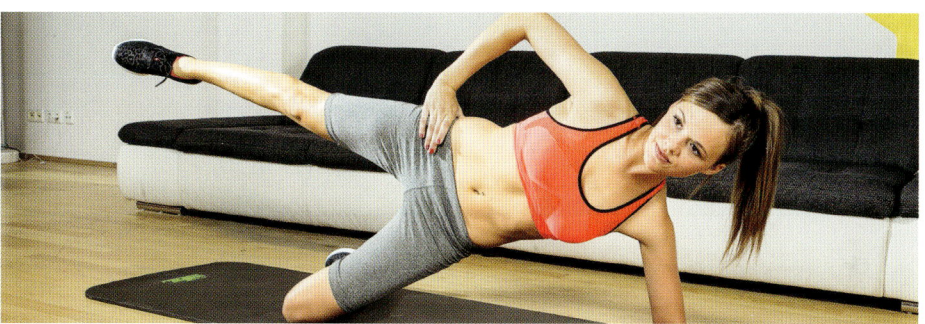

TAG 1 – OBERKÖRPERVORDERSEITE

Übung	Sätze	Wiederholungen oder Zeit	Gewicht
Planke mit Arm- und Beinanheben	3	30 Sekunden	eigenes Körpergewicht
Laufbewegung in Liegestützposition	3	20–30 Sekunden	eigenes Körpergewicht
Seitliche Planke	3	15 Sekunden / Seite	eigenes Körpergewicht
Hip Twist	3	20 Wiederholungen	eigenes Körpergewicht

TAG 2 – OBERKÖRPERRÜCKSEITE

Übung	Sätze	Wiederholungen oder Zeit	Gewicht
Einarmiges Rudern mit Kurzhantel am Stuhl	3	20 Wiederholungen / Seite	6 kg
Renegade Row mit Kurzhanteln	3	20 Wiederholungen / Seite	4 kg / Seite
Vorgebeugtes Frontheben mit Kurzhanteln	3	20 Wiederholungen	2 kg / Seite
Oberkörper und Beine anheben in Bauchlage	3	30 Sekunden	eigenes Körpergewicht

TAG 3 – BEINE (UNTERKÖRPER)

Übung	Sätze	Wiederholungen	Gewicht
Einbeinige Kniebeuge mit Kurzhanteln am Stuhl	3	10 / Seite	6 kg / Seite
Step-up auf Stuhl mit Kurzhanteln	3	10 / Seite	6 kg / Seite
Bein anheben in Seitenlage	3	20 / Seite	eigenes Körpergewicht
Wadenheben mit Kurzhanteln	3	20	2 kg / Seite

1

ANFÄNGER
KNIEBEUGE MIT KURZHANTELN ÜBER KOPF

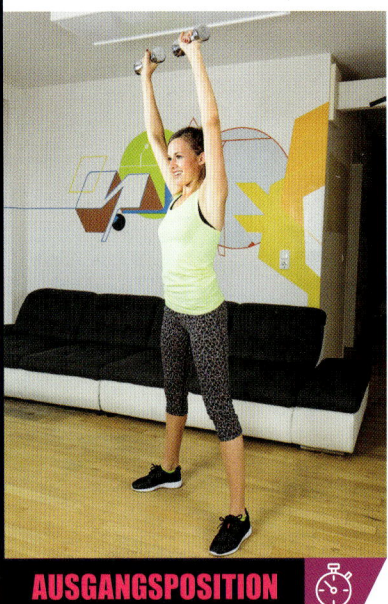

AUSGANGSPOSITION

Du startest im aufrechten Stand, die Beine stehen weit auseinander und die Füße zeigen leicht nach außen. In den Händen hältst du jeweils eine Kurzhantel. Die Arme sind gehoben, die Hanteln über Kopfhöhe.

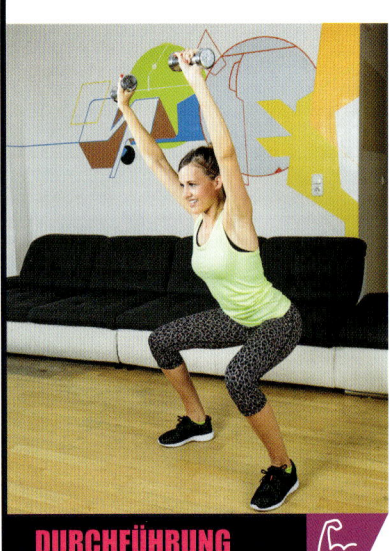

DURCHFÜHRUNG

Beuge die Knie und die Hüfte gleichzeitig, schiebe dabei das Gesäß weit nach hinten raus, damit der Rücken gerade bleibt. Je weiter du in die Knie gehst, desto weiter musst du die Arme nach hinten bringen, damit du das Gleichgewicht halten kannst. Halte die Kniespitzen über den Fußspitzen und atme aus, während du dich nach unten bewegst. Sobald du die Beine streckst, atmest du aus und gehst wieder zurück in die Ausgangsposition.

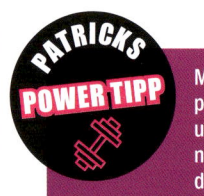

PATRICKS POWER TIPP

Mach die Übung zum Aufwärmen ein paarmal ohne Hanteln in der Hand, um besser hineinzukommen. Danach nimmst du die Hanteln und du fühlst dich direkt wohl.

SO FÜHLT ES SICH RICHTIG AN

Bei dieser Übung ist wirklich alles dabei: die Beine, das Gesäß und der untere Rücken sowieso, wie bei normalen Kniebeugen. Aber dadurch, dass die Arme über den Kopf gehoben werden, sind auch noch die Schultern, der Nacken, die Arme und sogar die schräge Bauchmuskulatur an der Arbeit beteiligt.

Du beginnst im aufrechten Stand mit geschlossenen Füßen. In den Händen hältst du jeweils eine Kurzhantel.

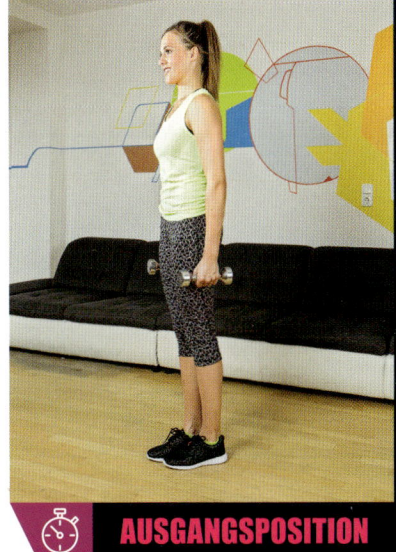

AUSGANGSPOSITION

Gehe einen großen Schritt nach vorne, indem du ein Bein anhebst, das Körpergewicht nach vorne verlagerst und dann den Fuß erst auf der Ferse aufsetzt und anschließend ganz abrollst. Das hintere Bein steht nur noch auf dem Fußballen, die Ferse ist angehoben. Jetzt bist du in der Schrittstellung. Nun beugst du zusätzlich das vordere Knie, bis die Kniespitze hinten kurz über dem Boden ist. Halte dabei das vordere Knie genau über dem Fuß. Atme während dieser Abwärtsbewegung kontinuierlich ein. Nun drückst du dich vom vorderen Bein aus kräftig ab, streckst das Knie und verlagerst mit diesem Schwung das Körpergewicht zurück auf den hinteren Fuß. Ziehe das vordere Bein wieder zum hinteren heran. Atme dabei aus. Während der gesamten Bewegung bleibt der Oberkörper aufrecht, wobei es leichte Schwankungen wegen der Gewichtsverlagerung gibt.

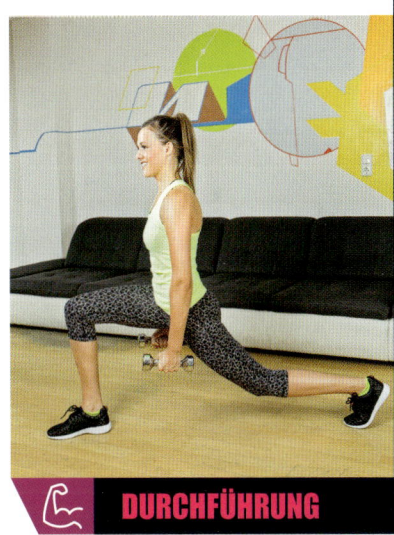

DURCHFÜHRUNG

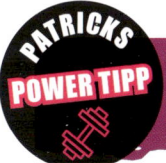

PATRICKS
POWER TIPP

Je größer du den Schritt machst, desto härter wird die Übung. Wenn es dir zu schwer fällt, die Schritte nach vorne zu setzen, dann bleibst du in der Schrittstellung und beugst nur das vordere Knie auf und ab.

SO FÜHLT ES SICH RICHTIG AN

Besonders die Oberschenkel und das Gesäß müssen bei den Ausfallschritten viel arbeiten. Auch andere Muskeln wie die Rücken-, Bauch- oder Wadenmuskulatur sind stabilisierend aktiv, aber diese wirst du eher weniger spüren.

PLANKE – UNTERARMSTÜTZ

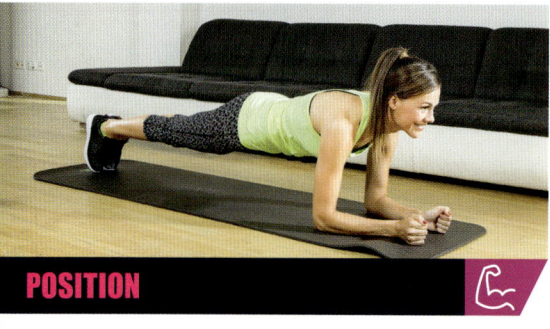

POSITION

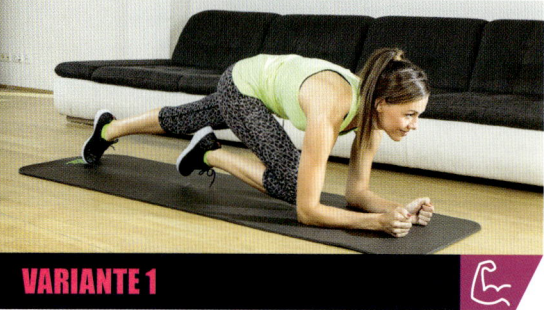

VARIANTE 1

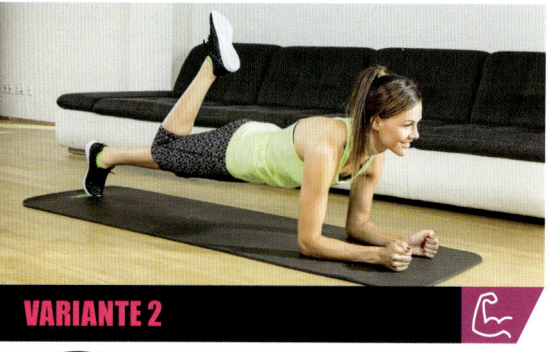

VARIANTE 2

Du stützt dich auf deine Unterarme und deine Fußballen und musst dann am allermeisten darauf achten, dass du deinen Körper gerade hältst. Mach eher einen kleinen Buckel als ein Hohlkreuz, dann bist du auf der sicheren Seite. Die Ellbogen stehen genau unter den Schultern, und die Unterarme zeigen nach vorne. Die Handinnenflächen liegen flach auf dem Boden, die Daumen zeigen zueinander.

Der Unterarmstütz ist eine statische Übung. Das heißt, es geht darum, die Position so lange zu halten wie vorgegeben (siehe Trainingsplan). Ich bringe da immer etwas Abwechslung rein, indem ich mal das eine, mal das andere Bein anhebe, aber generell ist hier das Wichtigste, den Körper gerade zu halten und in der Position zu bleiben.

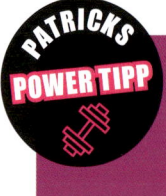

PATRICKS POWER TIPP

Wichtig ist, dass du nach einem Satz Unterarmstütz aufstehst und dich bewegst. Leg dich nicht auf den Bauch und warte, bis die Zeit zum nächsten Satz vorbei ist. So entspannst du viel zu schnell und vertrödelst die Zeit. Besser du stehst auf, trinkst einen Schluck Wasser oder sprichst mit deinem Trainingspartner – gerade der Unterarmstütz ist eine Top-Bauchübung mit Sixpackgarantie, also egal was du machst, lieg nicht einfach nur herum!

SO FÜHLT ES SICH RICHTIG AN

Den Unterarmstütz wirst du in den Schultern, der Brust, im Bauch und an den Oberschenkeln spüren. Auch die hintere Schultermuskulatur, der untere Rücken, das Gesäß und die Waden arbeiten mit, weil es eine Ganzkörperübung ist.

Du beginnst im Vierfüßlerstand, das heißt also, du stützt dich auf beide Knie und beide Hände. Die Hände zeigen nach vorne. Dein Blick geht diagonal nach vorne, damit der Kopf gerade gehalten wird.

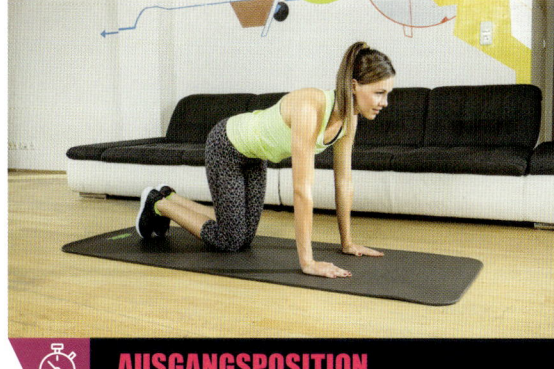

AUSGANGSPOSITION

Hebe ein Bein und den entgegengesetzten Arm an und strecke sie aus. Du streckst also zum Beispiel das rechte Bein und den linken Arm gleichzeitig aus. Während du Arm und Bein wegstreckst, atmest du aus. Dann beugst du den Arm und das Bein wieder, bis sich Ellbogen und Knie unter deinem Körper berühren. Wiederhole die Übung auf der anderen Seite, wenn du die im Trainingsplan vorgegebene Wiederholungszahl erreicht hast.

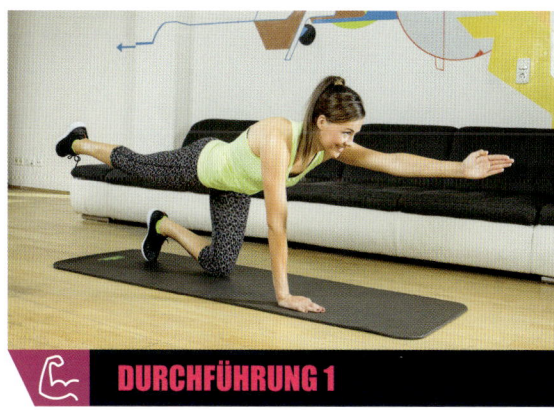

DURCHFÜHRUNG 1

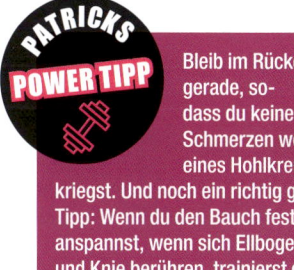

PATRICKS POWER TIPP

Bleib im Rücken gerade, sodass du keine Schmerzen wegen eines Hohlkreuzes kriegst. Und noch ein richtig geiler Tipp: Wenn du den Bauch fest anspannst, wenn sich Ellbogen und Knie berühren, trainierst du zusätzlich die Bauchmuskeln.

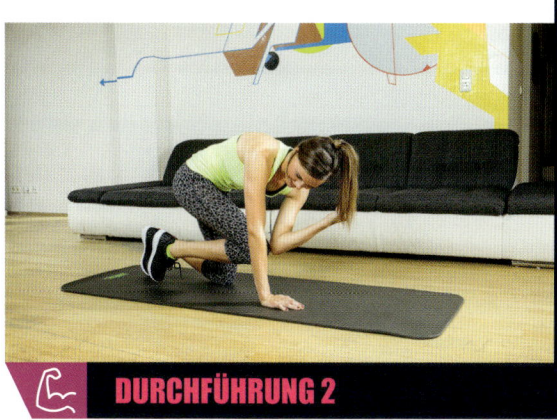

DURCHFÜHRUNG 2

SO FÜHLT ES SICH RICHTIG AN

Du solltest die Belastung im Rücken-, Gesäß- und Schulterbereich spüren, vielleicht auch ein bisschen am hinteren Oberschenkel.

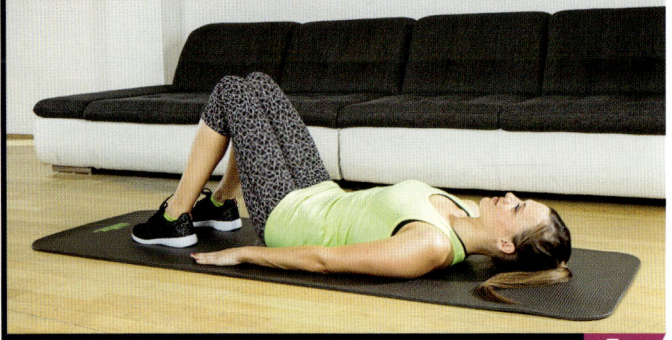

AUSGANGSPOSITION

Leg dich auf den Rücken und stell die Füße auf. Die Hände legst du mit den Handinnenflächen zum Boden neben den Körper. Hebe nun das Becken vom Boden ab und strecke es zur Decke.

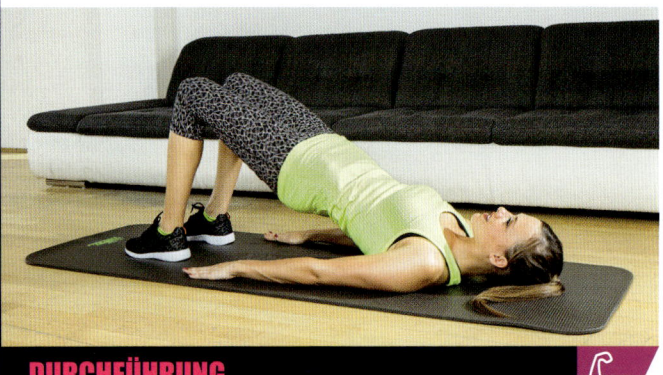

DURCHFÜHRUNG

Die Brücke ist eine statische Übung. Es geht also darum, die Position so lange zu halten wie vorgegeben (siehe Trainingsplan).

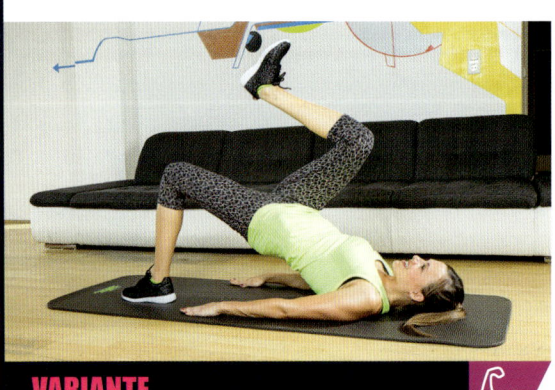

VARIANTE

VARIANTE

Du kannst die Übung variieren und abwechslungsreich gestalten, indem du zum Beispiel ein Bein oder die Arme anhebst. Mache solche Bewegungen immer ruhig und langsam, damit du das Gleichgewicht hältst und die Übung auch einen Effekt hat.

SO FÜHLT ES SICH RICHTIG AN

Du wirst eine Ermüdung im Gesäß, im unteren Rücken und in den Oberschenkelrückseiten spüren.

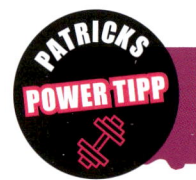

PATRICKS POWER TIPP

Die Brücke ist echt gut für Rücken, Po und Oberschenkel. Die muss jede Frau im Trainingsplan haben.

Du liegst auf der Seite, das hintere Bein aufgestellt, das vordere ausgestreckt. Die Arme sind vor der Brust verschränkt.

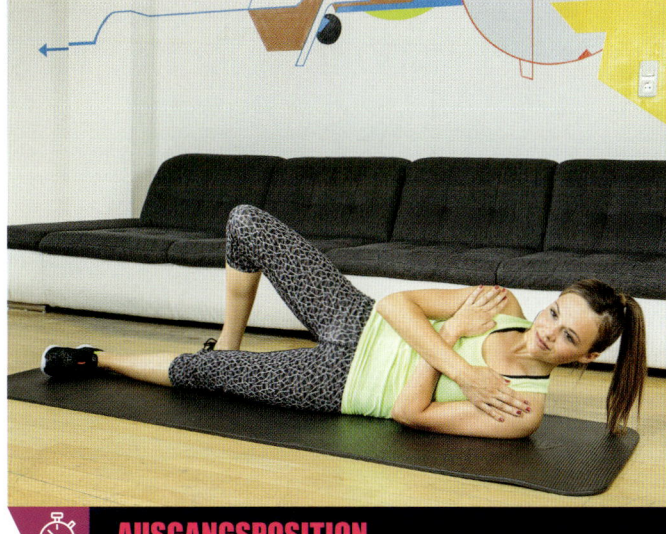

AUSGANGSPOSITION

Heb den Oberkörper an wie bei einem normalen Crunch. Achte darauf, dass du eine Faustbreit Platz zwischen deinem Kinn und der Brust lässt. Atme aus, wenn du den Oberkörper anhebst. Senke den Oberkörper langsam wieder und atme gleichzeitig ein. Dabei hast du eine flache Atmung, weil die Bauchmuskeln auf das Zwerchfell drücken und tiefes Ein- und Ausatmen verhindern.

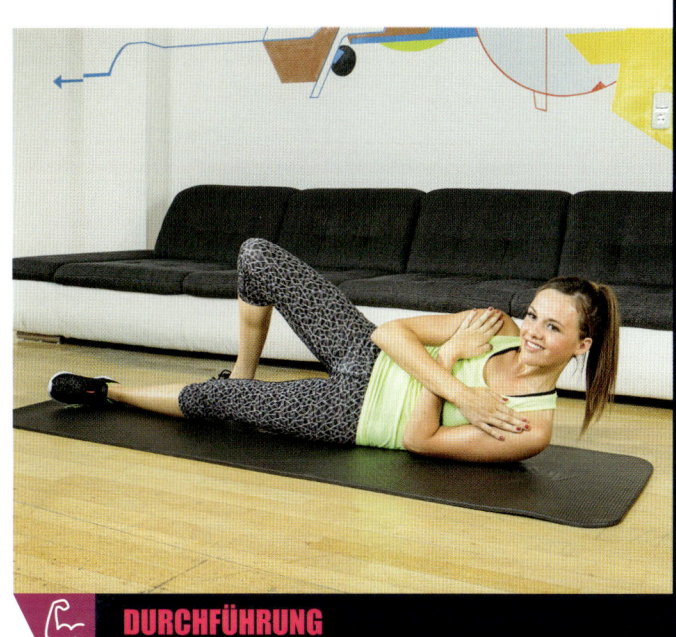

DURCHFÜHRUNG

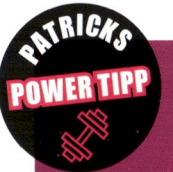

PATRICKS POWER TIPP

Der Bewegungsumfang ist nicht sehr groß, lass dir deshalb Zeit auf dem Weg nach oben. Wenn du schnell machst, haben deine Muskeln nicht so viel davon. Mach also gaaaanz langsam und spann den Bauch dabei noch zusätzlich an, dann knallt die Übung richtig.

SO FÜHLT ES SICH RICHTIG AN

Durch die seitliche Lage des Körpers werden verstärkt die seitlichen Bauchmuskeln aktiviert. Aber auch die geraden und schrägen Bauchmuskeln sind stark aktiv.

FORTGESCHRITTENE
PLANKE MIT ARM- UND BEINANHEBEN

3 x 30 Sek.

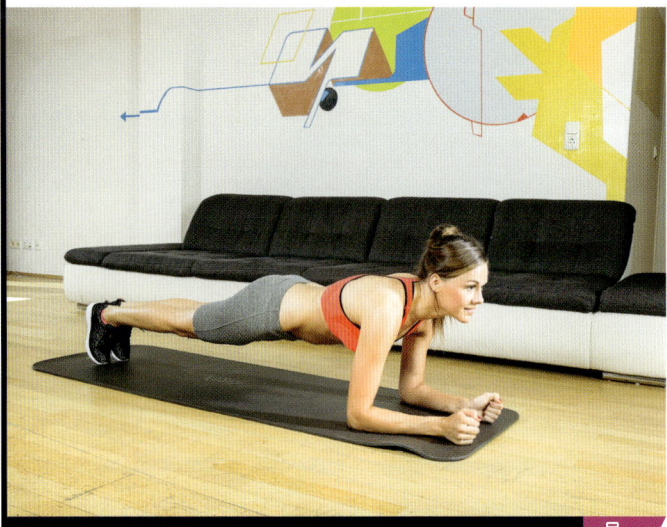

AUSGANGSPOSITION

Du stützt dich auf deine Unterarme und deine Fußballen und musst unbedingt darauf achten, dass du deinen Rücken gerade hältst. Mach eher einen kleinen Buckel als ein Hohlkreuz, dann bist du auf der sicheren Seite. Die Ellbogen befinden sich genau unter den Schultern und die Unterarme zeigen nach vorne. Die Hände ballst du zu Fäusten, die Daumen zeigen zueinander.

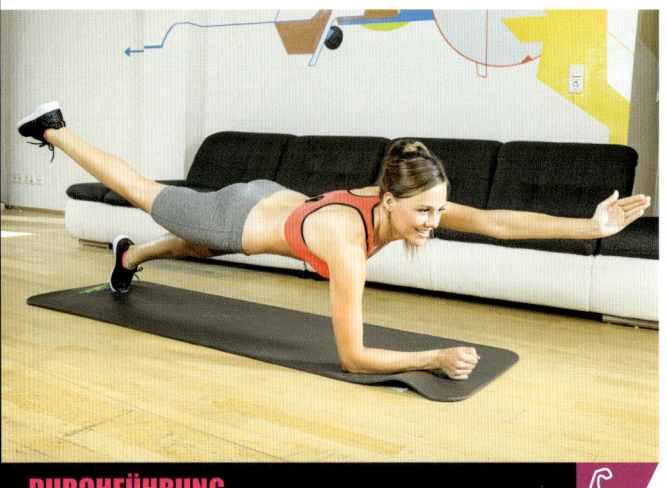

DURCHFÜHRUNG

Hebe ein Bein und den gegenüberliegenden Arm so weit an, dass sie gerade von dir weggestreckt sind. Halte die Spannung bis in die Fuß- und Fingerspitzen. Nach fünf Sekunden legst du Arm und Bein wieder ab und wechselst zur anderen Seite.

SO FÜHLT ES SICH RICHTIG AN

Die Planke wirst du in den Schultern, der Brust, im Bauch und an den Oberschenkeln spüren. Auch die hintere Schultermuskulatur, der untere Rücken, das Gesäß und die Waden arbeiten mit, weil es eine Ganzkörperübung ist.

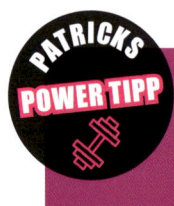

PATRICKS POWER TIPP

Wenn du nicht mehr kannst, aber die Zeitvorgabe im Trainingsplan noch nicht erfüllt ist, halte einfach die Plankenposition, ohne die Beine beziehungsweise Arme abzuheben.

Du startest in Liegestützposition. Der Blick geht diagonal nach vorne, die Fingerspitzen zeigen nach vorne, der Rücken ist gerade und die Schultern hängen nicht durch, sondern die Brust wird aufgerichtet.

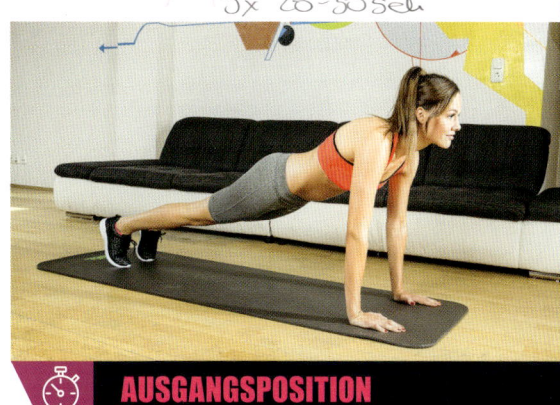

3x 20-30 Seh

AUSGANGSPOSITION

Du tust so, als ob du auf der Stelle läufst. Ziehe immer ein Knie heran und lass das andere gestreckt. Du springst gleichzeitig auf deine Fußballen und wechselst zwischen den Belnpositionen hin und her. Das Tempo bestimmst du selbst, Hauptsache, du schaffst die im Trainingsplan vorgegebene Zeit.

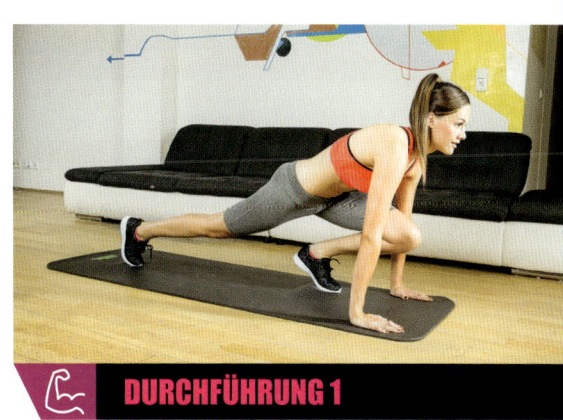

DURCHFÜHRUNG 1

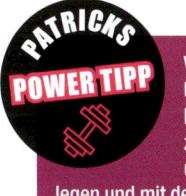

PATRICKS
POWER TIPP

Wenn du glatten Untergrund hast, kannst du auch zwei Tücher unter die Schuhe legen und mit den Füßen hin- und herrutschen. Auf Socken würde ich die Übung nicht empfehlen, die sollen ja noch länger halten …

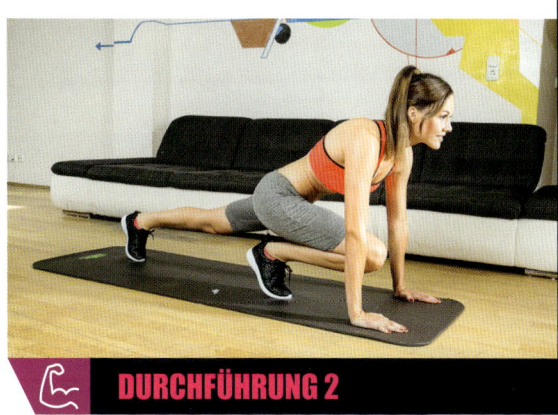

DURCHFÜHRUNG 2

SO FÜHLT ES SICH RICHTIG AN

Du wirst vor allem das Gefühl haben, konditionell belastet zu werden. Dabei wird auch deine Brust-, Schulter-, Arm-, Bauch- und Beinmuskulatur gestärkt.

3x15 sek pro Seite

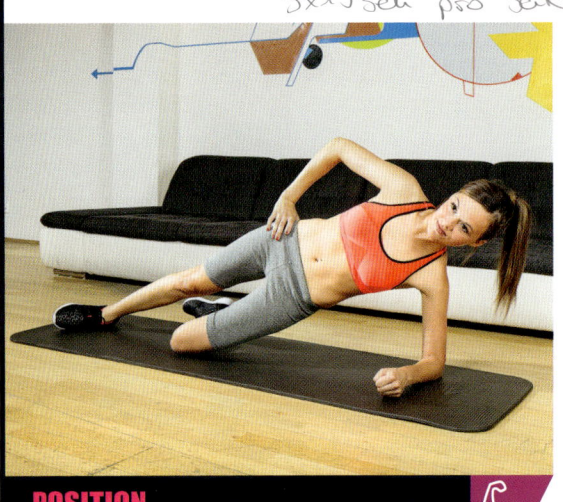

POSITION

Leg dich auf die Seite und stütz dich auf den Unterarm, der dem Boden nah ist. Winkle das untere Bein an und strecke das obere aus. Leg die freie Hand auf deiner Hüfte ab.
Heb die Hüfte an, indem du dich auf den Unterarm, den Unterschenkel des unteren Beins und den Fuß des ausgestreckten Beins stützt. Die Übung ist eine statische Übung; es geht also darum, die Position über den vorgegebenen Zeitraum zu halten (siehe Trainingshsplan).

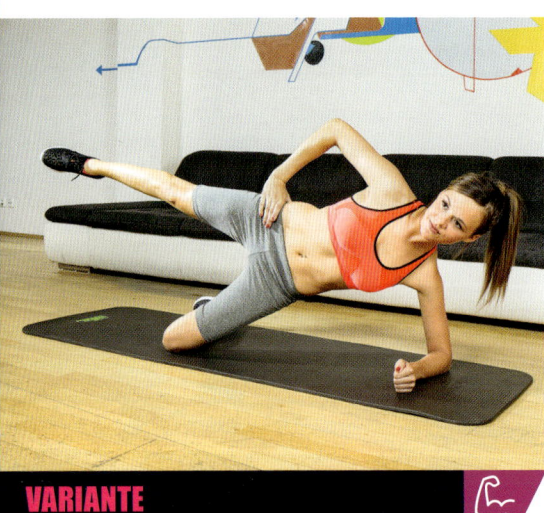

VARIANTE

VARIANTE

Du kannst beide Beine ausstrecken, das obere Bein anheben und/oder den freien Arm bewegen, um die Übung schwieriger und abwechslungsreicher zu gestalten.

SO FÜHLT ES SICH RICHTIG AN

Du spürst eine Ermüdung des gesamten Körpers und wirst irgendwann keine gerade Linie mehr halten können. Am meisten trainiert werden die seitliche Bauchmuskulatur, die Schultern und die Außenseite des Oberschenkels und des Gesäßes.

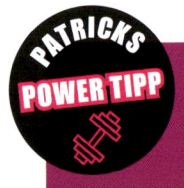

PATRICKS POWER TIPP

Ich mache die Übung auch manchmal zwischendurch, weil ich damit nicht nur den Bauch, sondern auch die Schultern trainiere. Ich lege mich dazu vor einen Spiegel, damit ich auch sehe, ob ich einknicke oder nicht. Sonst macht das Ganze ja keinen Sinn.

Du liegst auf dem Rücken, die Hände so neben dem Körper, dass die Handinnenflächen zum Boden zeigen. Strecke die Beine zur Decke. Halte den unteren Rücken unbedingt am Boden und vermeide ein Hohlkreuz!

3×20

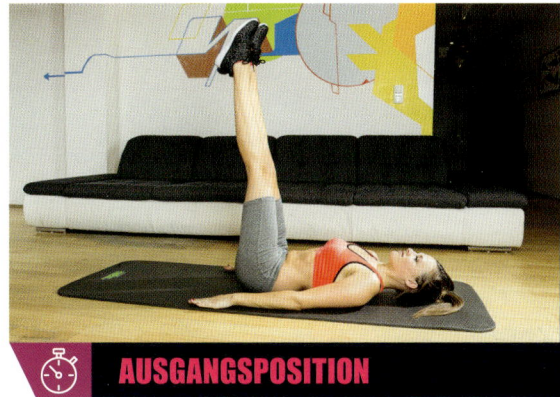

AUSGANGSPOSITION

Bewege deine ausgestreckten Beine langsam von links nach rechts, während dein Oberkörper still am Boden liegen bleibt. Bringe die Füße nur so weit Richtung Boden, dass du noch das Gefühl hast, stabil zu sein. Wenn die Beine zu nahe zum Boden kommen und dein Oberkörper sich mitdreht, hebe sie wieder an. Atme aus, während du die Beine absenkst, und ein, wenn du sie wieder anhebst.

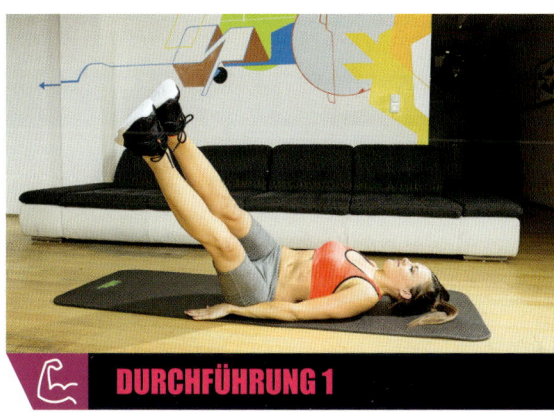

DURCHFÜHRUNG 1

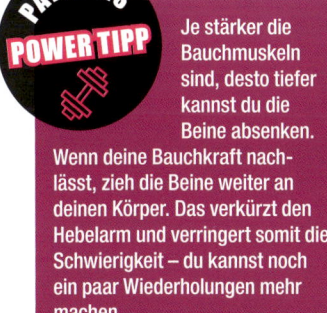

PATRICKS POWER TIPP

Je stärker die Bauchmuskeln sind, desto tiefer kannst du die Beine absenken. Wenn deine Bauchkraft nachlässt, zieh die Beine weiter an deinen Körper. Das verkürzt den Hebelarm und verringert somit die Schwierigkeit – du kannst noch ein paar Wiederholungen mehr machen.

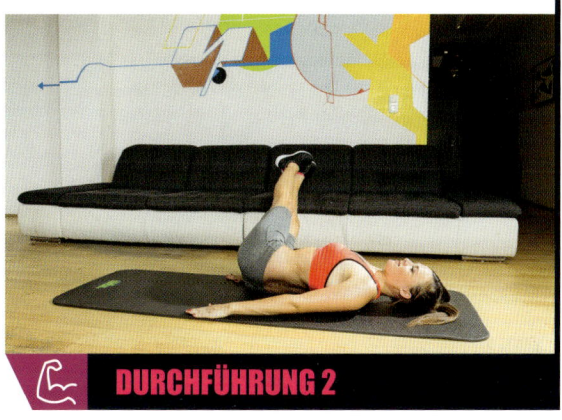

DURCHFÜHRUNG 2

SO FÜHLT ES SICH RICHTIG AN

Bei dieser Übung werden die schrägen Bauchmuskeln komplett fertiggemacht. Sei vorsichtig: Wenn man keine Kraft mehr hat, gerät man schnell in ein Hohlkreuz, und das ist nicht gut für deine Wirbelsäule.

3×20 pro Seite

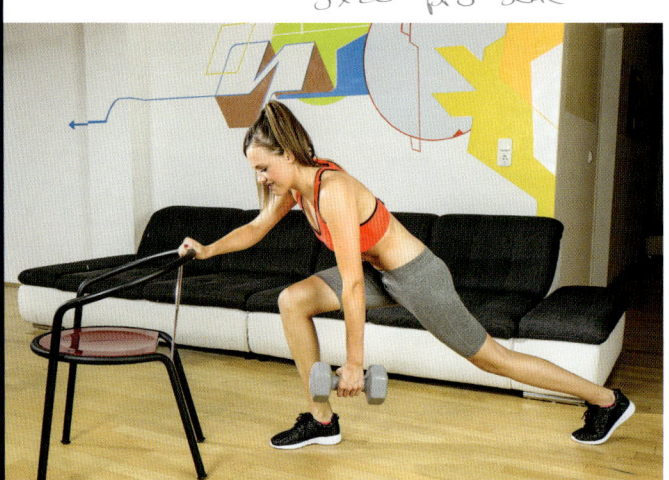

AUSGANGSPOSITION

Je nachdem, was für einen Stuhl du hast, stützt sich ein Arm auf die Sitzfläche oder Rückenlehne des Stuhls, die Beine werden leicht gebeugt und der Rücken gerade gehalten. Denk an eine Kniebeuge, wenn du die Position einnimmst. Nun fasst du die Hantel mit der freien Hand. Die Handinnenfläche zeigt zu deinem Körper.

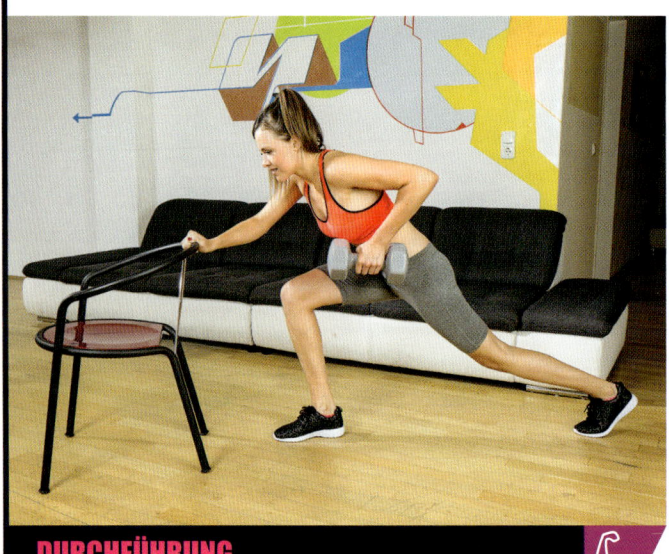

DURCHFÜHRUNG

Halte den Rücken und deinen Kopf gerade und zieh den Ellbogen mit der Hantel in der Hand nach oben zur Decke. Atme beim Anheben der Hantel aus. Wenn du nicht mehr weiterziehen kannst, lässt du den Arm langsam wieder Richtung Boden sinken und atmest dabei ein. Die Hantel sollte während des Satzes nicht den Boden berühren.

SO FÜHLT ES SICH RICHTIG AN
Die Rückenmuskulatur zieht den Ellbogen nach oben, der Bizeps stabilisiert den Arm.

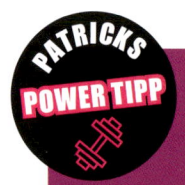

PATRICKS POWER TIPP

Frauen sind meistens viel flexibler als Männer und müssen sich hier konzentrieren, den Körper in einer geraden Linie zu halten. Lass den Kopf immer gerade und nimm ihn nicht zu sehr in den Nacken. Dreh den Oberkörper beim Hochziehen des Arms nicht mit.

Lege zwei Kurzhanteln auf den Boden und umfasse sie mit deinen Händen, sodass deine Handinnenflächen zueinander zeigen. Knie dich vor die Hanteln oder gehe in eine Liege-stützposition (das ist aber wirklich schwer!).

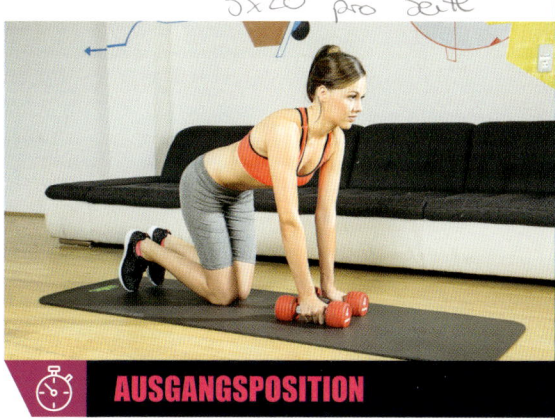

3x20 pro Seite

AUSGANGSPOSITION

Hebe nacheinander erst den einen und dann den anderen Arm mit der Hantel in der Hand, indem du die Ellbogen eng am Körper vorbeiziehst. Atme aus, wenn du eine Hantel hoch-ziehst, und ein, wenn du die Hantel wieder zum Boden absenkst.

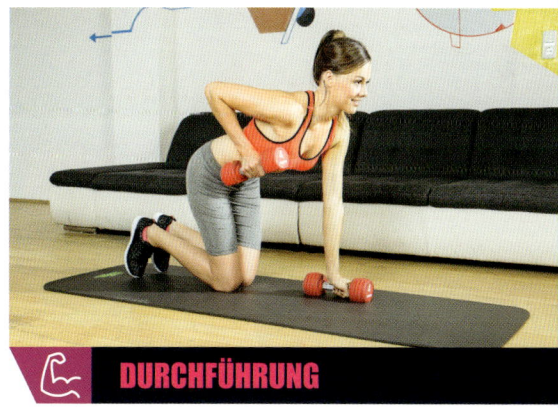

DURCHFÜHRUNG

VARIANTE

Du kannst die Schwierigkeit beim Knien regulieren, indem du deinen Oberkörper vor und zurück bewegst. Sobald deine Hüfte nicht mehr über den Knien steht, wird die Übung deutlich schwerer.

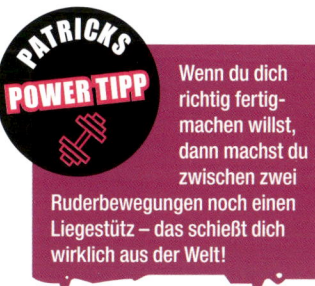

PATRICKS POWER TIPP

Wenn du dich richtig fertig-machen willst, dann machst du zwischen zwei Ruderbewegungen noch einen Liegestütz – das schießt dich wirklich aus der Welt!

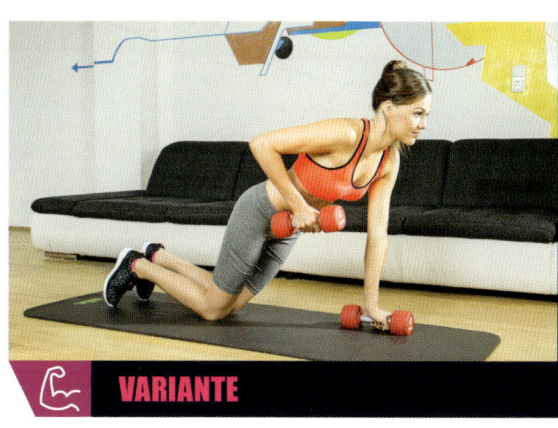

VARIANTE

SO FÜHLT ES SICH RICHTIG AN

Während der gesamten Bewegung ist die Bauchmuskulatur sehr stark gefragt. Beim Rudern werden zwar die Rückenmuskulatur und der Bizeps die Hantel hochziehen, aber da der andere Arm stützt, belastet die Übung auch Brust, Schulter, Trizeps und Bauch. Insgesamt ist der ganze Oberkörper also voll ausgelastet.

7 VORGEBEUGTES FRONTHEBEN MIT KURZHANTELN

3 x 20

TRAININGSKLAMOTTEN IV

Was gar nicht geht, sind hautenge Shirts oder Hosen, wenn man ein paar Kilos zu viel hat. Es ist super, wenn man Sport macht, um die Kilos loszuwerden. Es gibt nichts Besseres. Aber hautenge Kleidung sieht dann einfach nicht aus. Mit einer normal sitzenden, langen Sporthose und einem locker sitzenden

T-Shirt kannst du nichts falsch machen. Das passt bei Männern wie bei Frauen und wird in jedem sportlichen Umfeld anerkannt. So gehe ich oft genug trainieren, weil es einfach immer geht. Die Hauptsache ist aber, dass du überhaupt trainierst!

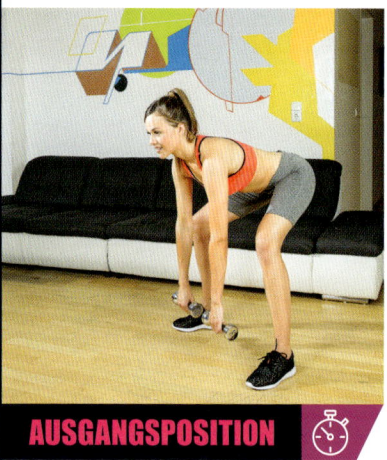

AUSGANGSPOSITION

Geh in eine leichte Kniebeuge und beuge den Oberkörper so weit nach vorne, wie du noch einen geraden Rücken halten kannst. Im Optimalfall hältst du deinen Oberkörper parallel zum Boden. Die Arme hängen vor dem Körper Richtung Boden, die Hände halten die Hanteln mit den Handinnenflächen zum Körper gedreht, dein Blick geht diagonal nach vorne.

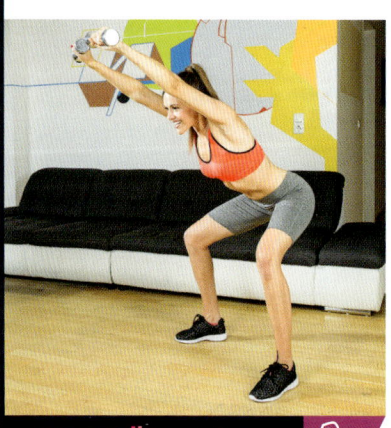

DURCHFÜHRUNG

Hebe die Arme nach oben zur Decke, bis sie auf einer Höhe mit deinem Kopf sind. Atme während der Aufwärtsbewegung aus und halte dabei den Rücken, die Beine und die Ellbogen stabil. Entspanne deine Schultern, wenn die Arme oben sind, sie bleiben unten und werden nicht hochgezogen. Senke die Hanteln wieder zum Boden und atme dabei ein.

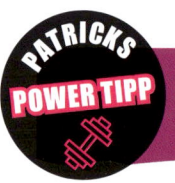

PATRICKS POWER TIPP

Spann die Schultern noch mal kräftig an, wenn die Arme oben sind, dann hast du einen noch größeren Effekt.

SO FÜHLT ES SICH RICHTIG AN

Das Heben der Hanteln machen die hinteren Schultermuskeln, aber du wirst auch den unteren Rücken, die Beine und dein Gesäß deutlich spüren, weil es anstrengend ist, so lange in der Position zu stehen.

Du legst dich auf den Bauch, schließt die Füße und stellst die Fußspitzen auf den Boden. Leg die Hände übereinander und deine Stirn auf dem oben liegenden Handrücken ab.

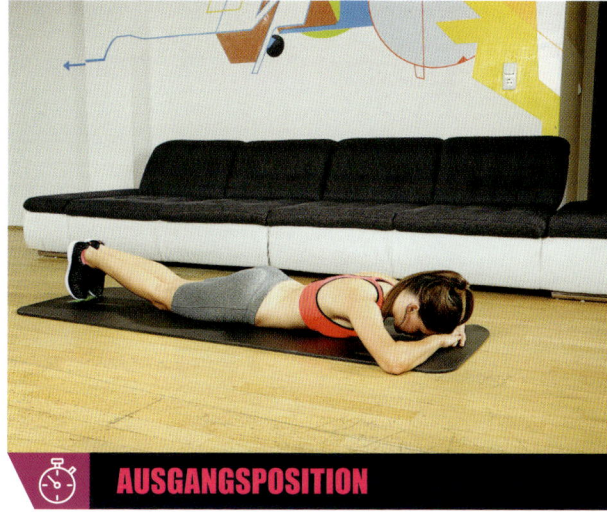

3 x 30 Sek.

AUSGANGSPOSITION

Hebe den Oberkörper mitsamt den Armen und die Beine gleichzeitig vom Boden ab. Halte dabei den Kopf gerade, das heißt, nimm weder den Kopf zu stark in den Nacken noch das Kinn auf die Brust. Kopf und Nacken müssen gerade bleiben, dein Blick geht also zum Boden und leicht nach vorne. Halte die Position. Dabei atmest du ruhig durch den Mund weiter. Nach Ablauf der Zeitvorgabe (siehe Trainingsplan) legst du Oberkörper und Beine wieder auf dem Boden ab.

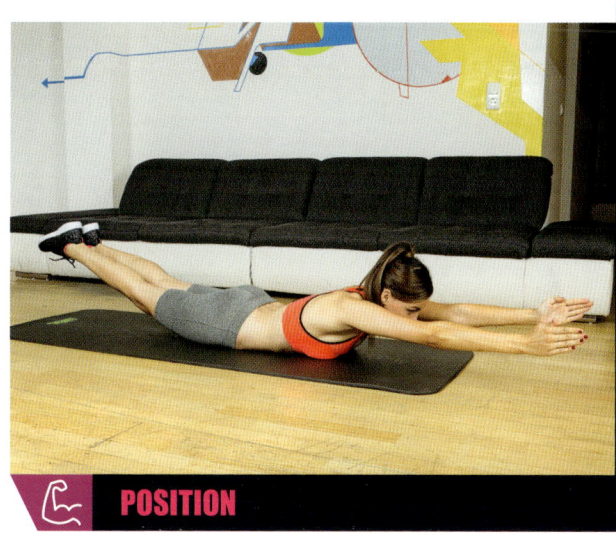

POSITION

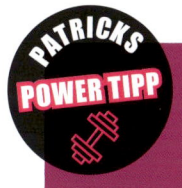

PATRICKS POWER TIPP

Die Füße schweben während der Übung die ganze Zeit in der Luft. Ob du die Fußspitzen dabei anziehst oder streckst, ist egal. Wenn du die Füße eng zusammenhältst, sodass die Beine geschlossen sind, wird die Übung noch anstrengender.

SO FÜHLT ES SICH RICHTIG AN

Die gesamte tiefliegende Rückenmuskulatur muss arbeiten, um Oberkörper und Beine anzuheben. Du spürst aber nicht nur deinen Rücken, sondern auch die hinteren Schulterpartien und die Oberschenkelrückseiten.

EINBEINIGE KNIEBEUGE MIT KURZHANTELN AM STUHL

3× 10 pro Seite

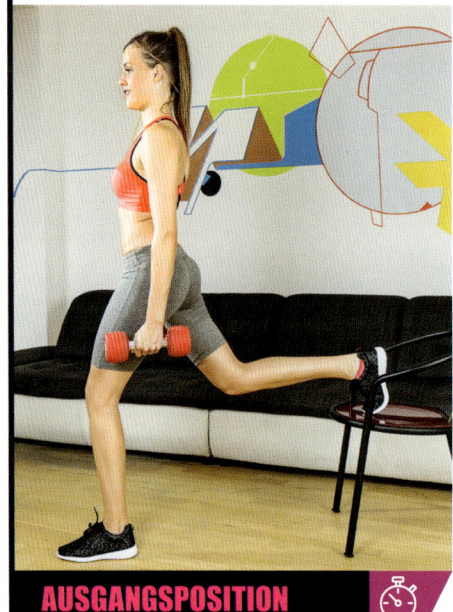

AUSGANGSPOSITION

Nimm jeweils eine Kurzhantel in jede Hand. Stell einen Stuhl mit der Sitzfläche zu dir gedreht hinter dich. Stelle dich mit dem Rücken zum Stuhl und lege eine Fußspitze auf die Sitzfläche. Das hintere Bein ist dabei fast gestreckt, mit einer leichten Beugung im Knie. Du bist also einen großen Schritt vom Stuhl entfernt. Das Standbein ist ebenfalls leicht gebeugt.

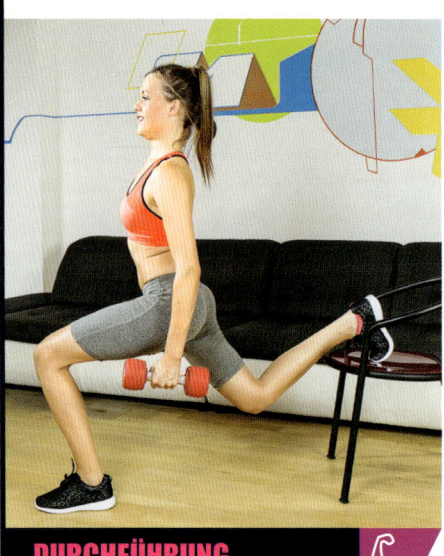

DURCHFÜHRUNG

Geh mit dem Standbein ins Knie, ohne dass deine Kniespitze die Fußspitze überholt. Das hintere Bein auf dem Stuhl gibt dir Stabilität. Die Hände bleiben ruhig neben dem Körper hängen. Atme ein, während du das Knie beugst. Strecke das Standbein dann wieder und atme währenddessen aus. Wiederhole die Übung mit dem anderen Bein, wenn du die angegebene Wiederholungszahl erreicht hast.

SO FÜHLT ES SICH RICHTIG AN
Die Oberschenkel in deinem Standbein werden dir schnell Bescheid geben, wie toll sie es finden, dass du ihnen so etwas antust. :-)

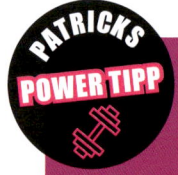

PATRICKS POWER TIPP

Je tiefer du gehst, desto intensiver wird die Übung. Allerdings musst du auch wieder hochkommen, sonst bringt dir die Übung nichts. Fang erst mal mit 90° an und versuch dann, Woche für Woche tiefer ins Knie zu gehen.

Dreh den Stuhl mit der Sitzfläche zu dir. Stell einen Fuß auf die Sitzfläche. Beide Füße zeigen gerade nach vorne. Mit den Händen hältst du jeweils eine Kurzhantel neben dem Kopf. Die Handinnenflächen zeigen nach vorne.

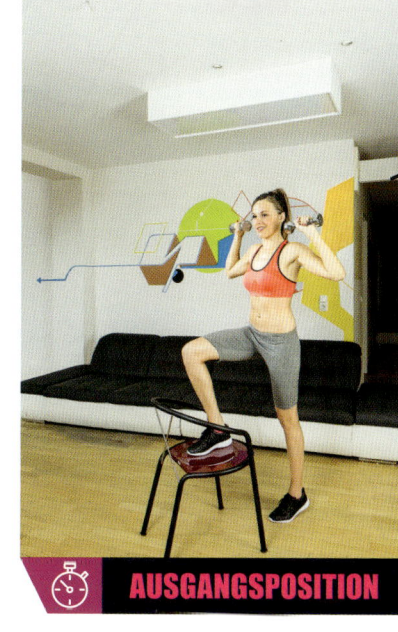

3x 10 pro Seite

⏱ **AUSGANGSPOSITION**

Drück dich ein wenig vom Standbein ab und strecke das Bein, das auf dem Stuhl steht. Halte den Oberkörper aufrecht und atme aus, während du das Bein streckst. Im gleichen Tempo, wie du das Bein streckst, streckst du auch die Arme nach oben zur Decke. Halte die Arme leicht gebeugt in der obersten Position. Atme auf dem Weg nach oben aus. Nachdem du oben angekommen bist, lässt du das freie Bein langsam wieder zum Boden herunter, indem du das Bein auf dem Stuhl beugst. Setze erst den Fußballen und dann den ganzen Fuß auf den Boden. Die Arme senken sich ebenfalls wieder neben den Kopf. Atme während der Abwärtsbewegung ein.

VARIANTE

Du kannst das freie Bein erst neben das Bein auf dem Stuhl ziehen und dann das Knie in die Luft heben, wenn du noch eine Gleichgewichtsübung daraus machen willst.

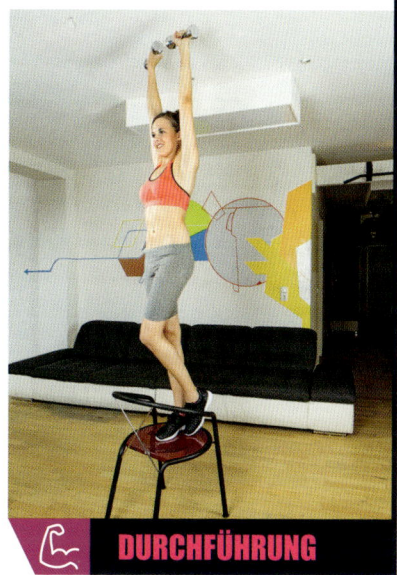

💪 **DURCHFÜHRUNG**

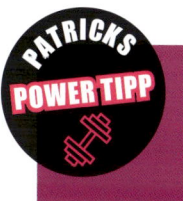

PATRICKS POWER TIPP

Um noch ein paar Wiederholungen mehr herauszuholen, kannst du deine Arme zum Schwung einsetzen. Am besten aber erst gegen Ende eines Satzes, denn zu viel Schwung mindert das Muskelwachstum.

SO FÜHLT ES SICH RICHTIG AN

Beim Step-up sind vor allem die Oberschenkelvorderseite und die Gesäßmuskeln gefragt. Die Waden und der untere Rücken sind zwar auch beteiligt, aber die wirst du bei der Übung kaum spüren.

ÜBUNGEN UND TRAININGSPROGRAMME
ANNA ZU HAUSE

FORTGESCHRITTENE

3 x 20 pro Seite

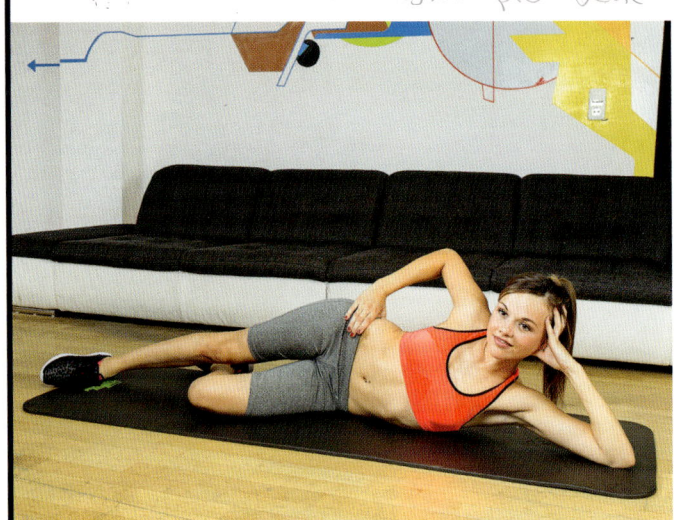

AUSGANGSPOSITION

Lege dich auf eine Körperseite, winkle den unteren Arm an und lege deinen Kopf in die Hand. Den oben liegenden Arm stützt du in deine Hüfte. Das unten liegende Bein winkelst du an. Das obere Bein ist ausgestreckt.

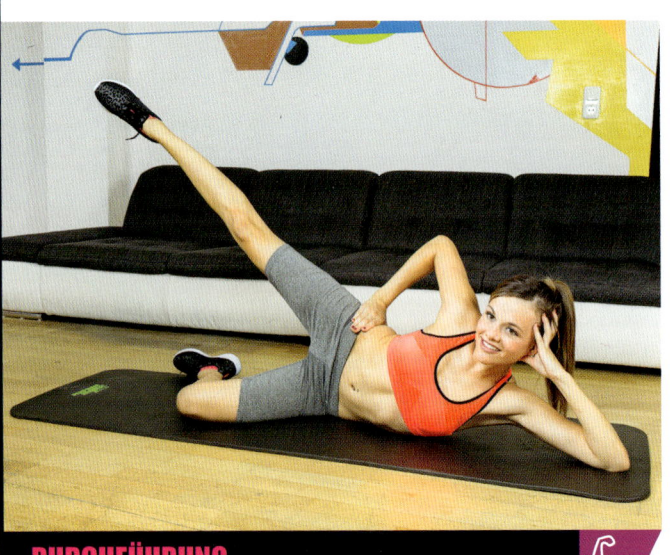

DURCHFÜHRUNG

Nun hebst du das obere Bein an. Das Bein ist dabei komplett gestreckt. Atme während der Aufwärtsbewegung aus. Du kannst die Fußspitze anziehen oder strecken, wichtig ist nur, dass der Fuß Spannung hat. Sobald du das Bein wieder absenkst, atmest du ein.

SO FÜHLT ES SICH RICHTIG AN
Du wirst an der Außenseite des Oberschenkels schnell eine Ermüdung spüren.

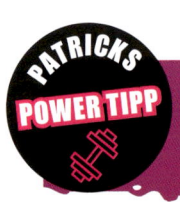

PATRICKS POWER TIPP

Wenn dir die Übung zu einfach wird, geh in eine seitliche Planke und hebe dabei das oben liegende Bein an – dann bist du auf Profilevel.

WADENHEBEN MIT KURZHANTELN

Stell dich mit den Kurzhanteln in der Hand auf eine Kante oder eine Treppenstufe, und zwar so, dass die Fersen frei schweben. Es gibt in Studios auch Geräte für das Wadenheben. Die Übung beginnt immer mit nach unten abgesenkten Fersen, sodass du eine leichte Dehnung in den Waden spürst. Die Knie sind leicht gebeugt und der Oberkörper bleibt aufrecht. Die Hanteln kannst du leicht vor dem Körper halten, um das Gleichgewicht zu balancieren.

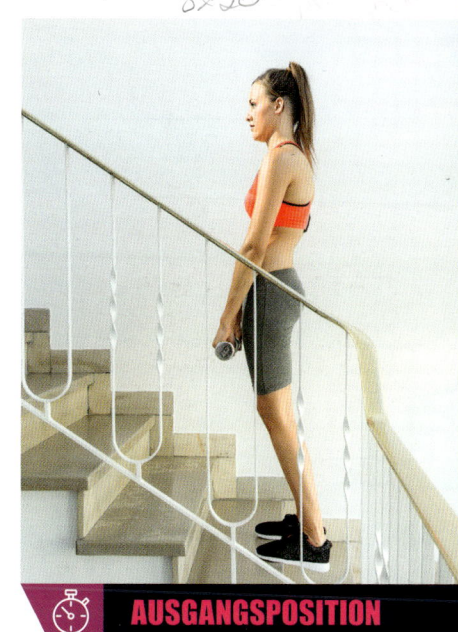

AUSGANGSPOSITION

Gehe so hoch auf die Zehenspitzen, wie du kannst! Spanne dabei die Waden kräftig an und atme aus. Danach senkst du die Waden langsam wieder ab und atmest dabei ein. Die Fersen werden so weit nach unten gebracht, wie es geht. Nur den Boden sollen sie nicht berühren, falls es nur eine kleine Stufe ist.

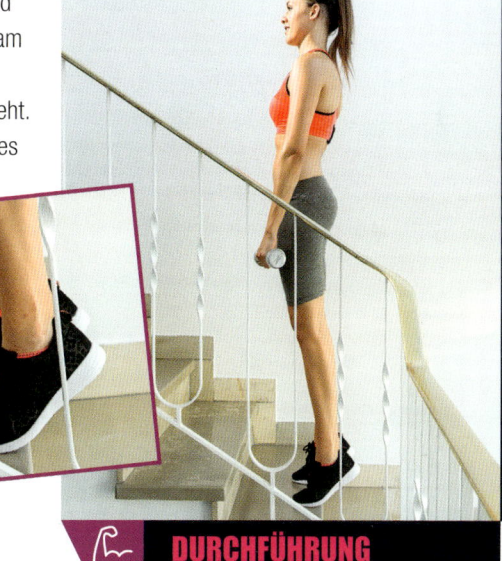

DURCHFÜHRUNG

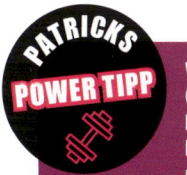

PATRICKS POWER TIPP

Wichtig ist eigentlich nur, das Gleichgewicht zu halten. Das geht bei einer Wadenmaschine etwas besser, aber mit Kurzhanteln macht man die Übung halt frei. Das schult gleichzeitig die Koordination und bringt deshalb auch mehr Kraftzuwachs.

SO FÜHLT ES SICH RICHTIG AN

Die Wadenmuskeln werden sich schon nach wenigen Wiederholungen melden, wenn du die Übung richtig machst.

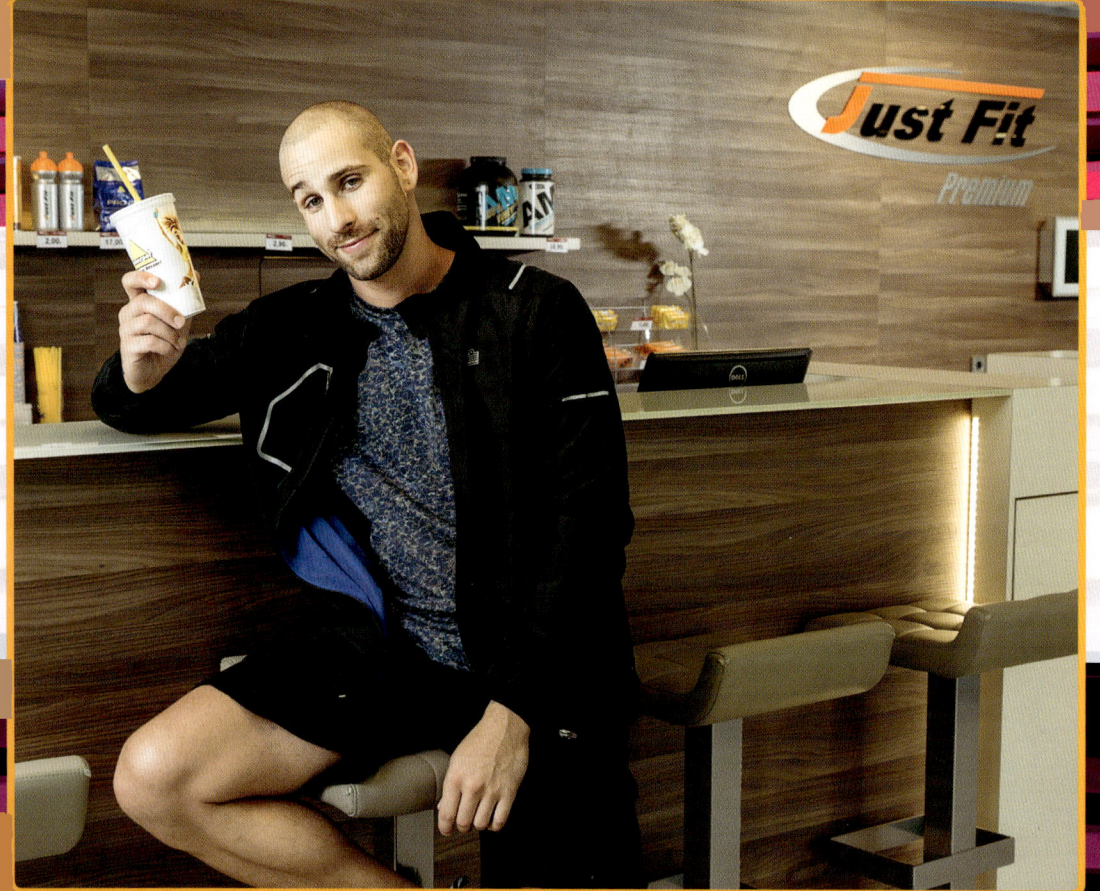

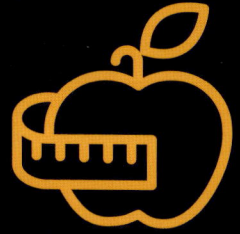

ERNÄHRUNG

Um fit zu sein und toll auszusehen, musst du nicht nur trainieren, sondern auch das Richtige essen. In diesem Teil erfährst du, worauf es bei deiner Ernährung wirklich ankommt, und ich gebe dir die richtigen Strategien für die drei Figurziele Muskelaufbau, Körperfettabbau und Gewichthalten an die Hand. Lies dir meine acht Ernährungsgeheimnisse durch und dann ist die Sache ganz einfach.

MEINE ERNÄHRUNGS-GEHEIMNISSE

FÜR MEHR MUSKELN UND WENIGER FETT

Vielleicht kommt euch das bekannt vor: Ihr möchtet abnehmen und esst deshalb weniger. Ihr lasst das Frühstück aus und esst zu Mittag- und Abendessen nur noch Salat. Ihr denkt: »Das muss doch funktionieren!«

Solche Überlegungen höre ich jeden Tag bei meinen Trainingseinheiten mit Kunden. Aber leider funktioniert es so nicht. Auch die ganzen Ernährungsbücher, die eine bestimmte Diätmethode empfehlen, sind meist zu extrem. »Salat-« oder »Bierdiäten« haben noch nie zum Ziel geführt und sind ungesund! Lass deshalb die Finger von solchen Weisheiten. Die Regeln einer gesunden Ernährung zu befolgen, ist das Einzige, was klappt: Konzentriere dich auf hochwertige Proteine, komplexe Kohlenhydrate und gute Fette. Darauf basieren auch meine Ernährungsgeheimnisse, und die erzähle ich euch in diesem Kapitel.

Weil ich so oft nach meiner Ernährung gefragt wurde und ich ja auch jedem meiner Kunden oder Freunde bei diesem Thema helfen wollte, mussten meine Antworten immer schnell und einfach sein. Ich will niemanden mit einem Vortrag über Ernährung langweilen. Deshalb sind bei meinen Ernährungsgeheimnissen nur die wichtigsten Dinge kurz zusammengefasst.

Wenn ich mir die Leute auf den Straßen von Köln oder in den Clubs so anschaue, habe ich das Gefühl, dass sich richtig zu ernähren immer schwerer wird. Wir werden aber auch von Werbung für Eiscreme, Pizza und Chips zugemüllt! Das ist echt nervig, wenn man sich eigentlich gut ernähren möchte. Ernährung ist gerade beim Krafttraining sehr wichtig. Du kannst noch so viel trainieren, wenn du nicht die richtigen Nahrungsmittel isst, sondern nur Hamburger, Schokolade und Muffins, wirst du keinen Erfolg sehen.

Dasselbe gilt für die Zauberformeln und Wunderpillen, die von sogenannten »Experten« empfohlen werden. Es gibt einfach kein Wundermittel, auf das man sich verlassen kann und das alle Probleme mit Übergewicht oder dünnen Armen löst. Einen richtig geilen Body kriegst du nur, wenn du die Ernährungsregeln verstehst und anwendest, die ich hier zusammengefasst habe. Da kannst du Joleen, Anna oder Chris fragen, die machen das auch so.

Seit ich mich ein bisschen mit Ernährung beschäftigt habe, fällt es mir leicht, gut zu essen. Ihr wisst vielleicht, dass ich als Kind noch lange nicht so fit war wie heute. Ich bin wirklich froh, dass ich mit dem Kampfsport angefangen habe und bald auch zum Krafttraining gekommen bin. Damit habe ich auch schon früh meine Ernährung umgestellt. Eine gute Ernährung ist wirklich einfach zu verstehen und man kann sie sich leicht angewöhnen. Das kannst du auch und glaub mir, danach wirst du richtig gut aussehen und es wird dir richtig gut gehen!

Ob du versuchst, Muskeln aufzubauen, Fett abzunehmen, eine gute Figur zu bekommen oder alles gleichzeitig: Du musst nur ein bisschen schauen, was du isst, und dann passt das. Das richtige Training dazu hast du ja schon kennengelernt, das bleibt natürlich auch bestehen. Ob du Anfänger oder Fortgeschrittener bist, spielt dabei keine Rolle. Wichtig ist nur, dass du am Ball bleibst und jede Woche das Training durchziehst. Wenn du dann noch sieben bis acht Stunden schläfst und meine Ernährungsgeheimnisse anwendest, schaffst du es ganz schnell.

Mir ist vor allem wichtig, dass ich keinen ewigen Hunger habe und dass mir das Essen immer noch schmeckt, auch wenn es gesund ist. Dir auch? Dann haben wir was gemeinsam. :-) Wenn man Ahnung hat, muss man auch nicht hungern, wenn man eine gute Figur haben möchte. Dafür muss man nur die richtigen Lebensmittel kennen. Und die Supermärkte haben ja fast rund um die Uhr geöffnet, da kann man sich immer versorgen. Wichtig ist nur, dass du weißt, welche Lebensmittel die guten und welche die schlechten sind. Wenn du dir das schnell merkst, wirst du dich niemals hungrig fühlen. Keine Sorge, ich zeige dir nur leckere Lebensmittel und Mahlzeiten, die du auch in der Schule oder bei der Arbeit essen kannst.

Aber wundere dich nicht, wenn dir meine Geheimnisse erst einmal komisch vorkommen. Denn hier steht etwas anderes, als über die

Werbung oder in Zeitschriften verbreitet wird. Wenn man sich daran halten würde, würde man direkt dick werden. Deshalb habe ich die Geheimnisse ja aufgeschrieben, um endlich mal aufzuräumen mit dem Blödsinn! Du wirst bald erkennen, wenn dir blödsinnige Empfehlungen im Alltag begegnen. Dann kannst du darüber lachen und dich über deine tolle Figur freuen!

GEHEIMNIS 1:
ICH HUNGERE NICHT

Du musst dir zuerst mal klarmachen, wie wichtig es ist zu essen: Ohne Essen geht gar nichts! So sind wir als Menschen nun mal gemacht, wir müssen Nahrung aufnehmen, damit wir funktionieren. Ein Auto fährt ja auch nicht ohne Benzin ...

Viele Menschen, gerade die, die abnehmen möchten, hören einfach auf zu essen. Oder essen zu wenig. »Friss die Hälfte« (abgekürzt FDH) wird das dann genannt. Aber das ist das Schlimmste, was man machen kann! So wie ein Auto aufhört zu fahren, wenn der Tank leer ist, hören wir auf zu funktionieren, wenn wir nichts beziehungsweise zu wenig essen. Das heißt, wir fühlen uns schlapp, sind unkonzentriert, werden häufiger krank und – jetzt kommt's – nehmen sogar an Fett zu!

Wenn der Körper merkt, dass er nichts zu essen kriegt, fährt er automatisch alle Funktionen herunter, um Energie zu sparen. Ich nenne diesen Zustand immer den »Mumienmodus«: Man bewegt sich zwar, aber nur noch so langsam wie ein Mumie. Dann funktioniert echt gar nichts mehr richtig. Man kann nicht Gas geben beim Training, ist dauernd müde bei der Arbeit oder in der Schule und lacht auch kaum. Es fehlt dem Körper einfach an der Grundnahrung. Das Krasse ist dann noch, dass der Körper von dem bisschen Nahrung, das er kriegt, Fett ansetzen möchte. Denn Körperfett ist ja dazu da, uns vor dem Hungertod zu schützen. Also: Wenn du nur noch ganz wenig isst, wirst du sogar dicker als vorher. Klingt völlig verrückt, aber es ist so.

Das Geheimnis ist also nicht, wenig zu essen, sondern das Richtige. Dann verbrennt man nicht nur weiterhin mehr Kalorien, sondern bleibt auch gesünder, wacher und fröhlicher. Es ist unheimlich wichtig, dass du auch bei einer Diät viel isst. Und wenn du Muskeln aufbauen willst, erst recht. Da willst du ja mehr auf die

Rippen packen, als du gerade hast. Aber da soll kein Fett hin, sondern Muskeln vom Feinsten.

Dreimal am Tag musst du auf jeden Fall essen: Frühstück, Mittag und Abendessen. Es gibt auch Trainer, die sagen, dass man sechsmal am Tag essen sollte. Das ist aber egal, ich kenne genug Türsteher, die auf so einen Quatsch keinen Bock haben und trotzdem Kanten sind. Hauptsache, man isst – und zwar das Richtige! Lies weiter, dann lernst du die besten Nahrungsmittel für mehr Muskeln und weniger Fett kennen.

FRÜHSTÜCK IST DIE WICHTIGSTE MAHLZEIT

Dreimal am Tag musst du mindestens essen und dich satt fühlen, aber die wichtigste Mahlzeit ist das Frühstück. Wer nicht frühstückt, zeigt dem Körper schon morgens, dass er wahrscheinlich mit Nahrungsmangel rechnen muss. Da schaltet der Körper direkt in den Mumienmodus.

Nimm dir morgens deshalb kurz Zeit, um eine proteinhaltige Mahlzeit zu essen. Wenn du morgens Sport machst, trink zumindest einen Proteinshake nach dem Aufstehen.

Viele Leute haben morgens keinen Hunger. Das liegt oft am Stress, pünktlich zur Arbeit oder zur Schule zu kommen, aber häufig auch an mangelnder Bewegung. Ich sage dir: Wenn du meinen Krafttrainingsplan durchziehst, dann wirst du auch morgens Hunger haben. Wenn du nach trainingsfreien Tagen nicht so großen Hunger hast, dann iss auch nicht so viel – aber iss auf jeden Fall etwas! Zumindest ein Ei oder eine Scheibe Schinken, in Hüttenkäse gedippt. Und wenn du nach einem Trainingstag keinen oder nur wenig Hunger hast, dann hast du wohl nicht hart genug trainiert ;-)

GEHEIMNIS 2:
ICH LIEBE PROTEINE

Krafttraining ohne Proteine ist wie Feiern im Club ohne Frauen: geht so. Du musst Proteine laden, damit die Muskeln wachsen! Und für die Fettverbrennung erst recht. Wenn du da kein Protein zu dir nimmst, holst du dir ja die meisten Kalorien aus Kohlenhydraten oder Fetten – und die werden in Fett umgewandelt, Proteine nicht.

Nicht jeder kennt das Wort Protein, aber jeder kennt Nahrungsmittel, in denen sie drin sind: Fisch, Fleisch, Eier und Soja, daran musst du dich orientieren. Ich esse drei- bis viermal pro Woche Fisch und drei- bis viermal pro Woche

Fleisch zu Mittag. Eier gibt es morgens und/ oder abends. Soja oder auch Tofu ist gut für Vegetarier.

Es gibt auch noch Eiweißshakes. Die brauchst du nicht unbedingt, sie sind aber eigentlich ganz geil, weil sie schnell zubereitet sind und man die überall mit hinnehmen kann. Ich weiß von vielen Frauen, dass sie diese Shakes eklig finden. Ich glaube, das liegt einfach daran, dass Frauen nicht so viel Protein brauchen wie Männer. Wenn eine Frau dann diesen Shake trinkt, aber gar nicht so viel Eiweiß braucht, schmeckt es einfach nicht. Denn eklig sind die Shakes auf keinen Fall. Wenn du Milchshakes magst, dann findest du Eiweißshakes traumhaft. Es gibt

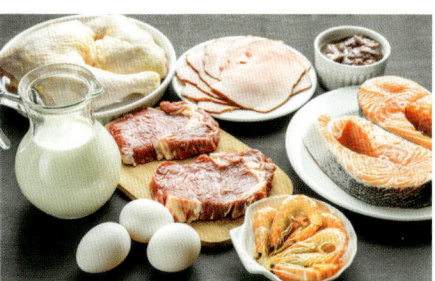

Eiweiß steckt vor allem in Fisch, Fleisch und Milchprodukten.

verschiedene Geschmacksrichtungen wie Schoko, Vanille oder Erdbeer, und es schmeckt wirklich wie ein Milchshake, nur mit mehr Protein. Mein Lieblingsgeschmack ist übrigens Kokos. ;-)

Am besten ist ein Shake nach dem Training, da hat der Körper gerade richtig derben Hunger auf Protein. Ist ja klar: Muskeln bestehen aus Protein, und wenn ich Krafttraining mache, damit die Muskeln wachsen, weiß der Körper, dass er jetzt mehr Proteine braucht, um die Muskeln auch aufzubauen.

EIWEISS / PROTEINE

Das Wichtigste überhaupt bei der Ernährung ist Eiweiß. Warum? Weil der Körper wesentlich aus Eiweiß besteht (mal abgesehen von Wasser). Jede Haarfaser, jedes Organ, jede Muskelfaser – einfach in jeder Zelle des Körpers kommt in irgendeiner Form Eiweiß vor. Deshalb wird Eiweiß auch Protein genannt, der lateinische Begriff für »das Erste, Grundlegende«. Eiweiß ist lebenswichtig, vor allem, wenn du Muskeln aufbauen willst!

Richtig cool ist auch, dass Proteine gut für den Stoffwechsel sind. Wenn deine Mahlzeiten einen hohen Anteil an Proteinen haben, verbrennst du automatisch mehr Kalorien, ohne etwas dafür tun zu müssen. Zum einen, weil Proteine ja Muskeln aufbauen, und mehr Muskeln verbrauchen auch im Schlaf mehr Kalorien. Zum anderen machen Kohlenhydrate den Stoffwechsel superlangsam, weil sie die

Ausschüttung eines Hormons namens Insulin fördern. Dieses Insulin wirkt wie eine Vollbremsung auf der Autobahn für den Stoffwechsel. Wenn du aber statt mehr Kohlenhydraten mehr Protein isst, passiert das nicht. Auf dem Teller sieht das dann so aus: Du isst statt einem Stück Rinderfleisch (Protein) und acht kleinen Kartoffeln (Kohlenhydrate) ab jetzt zwei Stücke Fleisch und zwei kleine Kartoffeln.

Muskeln bestehen aus Eiweiß, und wenn Muskeln wachsen sollen, musst du ihnen Eiweiß geben! So viel wie möglich, ohne zu übertreiben natürlich. Eiweiß arbeitet außerdem als Energieträger. Eigentlich sind dafür Kohlenhydrate und Fett zuständig, aber wenn man eine Low-Carb-Diät macht, so wie ich sie für den Fettabbau vorschlage, braucht man noch etwas Eiweiß. Aus dem Eiweiß kann der Körper die restlichen Prozente an Energie ziehen, die ihm durch die eingeschränkte Kohlenhydratzufuhr fehlen.

Eiweiß musst du ständig zu dir nehmen, denn es kann nur schlecht im Körper gespeichert werden. Am besten isst du alle zwei bis drei Stunden eiweißreiche Nahrungsmittel. So mache ich das auch. Das geht ganz leicht mit den Lebensmitteln, die ich dir jetzt aufzähle. Als Trick empfehle ich dir noch einen Eiweißshake. Den kannst du immer gut transportieren und damit deinen Eiweißbedarf decken. Vor allem direkt nach dem Training ist ein solcher Shake sehr effektiv. Trink aber höchstens zwei Shakes am Tag, denn »echte« Nahrungsmittel sind immer noch besser als Pulver und Pillen.

Manche Proteine sind hochwertiger als andere. Das hängt von der chemischen Struktur ab: Je mehr essentielle Aminosäuren ein Protein hat und je höher die »biologische Wertigkeit« ist, desto besser ist das Protein. Ich habe dir dazu eine Tabelle aufgeschrieben:

GUTE UND SCHLECHTE PROTEINQUELLEN

Gute Proteinquellen	Schlechte Proteinquellen
Fettes Fleisch • Rind	Salami Leberwurst Eiweißbrot Proteinriegel Beef Jerky (Trockenfleisch aus Rind) Joghurt Käse-Brotaufstrich Quark-Brotaufstrich Eiweißmüsli-Fertigmischungen
Käse 45 % Fett i. Tr. • Edamer	
Quark • Speisequark 45 % Fett i. Tr.	
Fetter Fisch • Lachs • Thunfisch in Sonnenblumenöl	
Eier (mit und ohne Eigelb)	
Fettarmes Fleisch • Pute • Hähnchen	
Fettarmer Fisch • Thunfisch in eigenem Saft und Aufguss • Tilapia • Seelachs	
Magerquark	

GEHEIMNIS 3:
ICH KENNE ALLE VERSTECKTEN ZUCKER UND LASSE SIE WEG

Jeder weiß, dass zu viel Zucker schlecht ist. Zucker schadet den Zähnen und macht dick. Daran denkt man, bevor man einen Keks, Gummibärchen oder ein Stück Torte isst. Aber denkst du auch an Zucker, wenn du in einen Apfel oder ein Stück Pizza beißt? Wahrscheinlich nicht, dabei ist auch darin Zucker enthalten. Krass ist aber: Bei der Pizza ist der Zucker schlecht, beim Apfel nicht.

Nahrungsmittel bestehen immer aus Proteinen, Fett und Zucker. Zwar in unterschiedlichen Mischungsverhältnissen, aber es sind immer diese drei Nährstoffe. Und ja: Viele Lebensmittel enthalten Zucker. Nur erkennt man das oft nicht direkt, denn statt Zucker wird der Fachausdruck »Kohlenhydrate« auf den Nahrungsmittelverpackungen verwendet. So etwas muss man erst mal wissen, damit man begreift, was man sich reinzieht.

Vom Zucker wissen die meisten Menschen eigentlich nur, dass er die Zähne kaputt und den Körper dick macht. Das ist auch richtig, gilt aber nur für bestimmte Zuckerarten. Es gibt auch zuckerhaltige Nahrungsmittel, die sehr gut und superwichtig für den Menschen sind. Solche Zucker in Lebensmitteln nennt man dann aber nicht mehr Zucker, sondern »komplexe Kohlenhydrate«. Die Zusammensetzung des Zuckers ist dann einfach besser, weil es mehr chemische Verbindungen gibt. Die werden im Körper langsamer abgebaut als der Einfachzucker.

Auf Nahrungsmittelverpackungen kannst du manchmal erkennen, ob ein Lebensmittel guten (komplexen) oder schlechten (einfachen) Zucker (Kohlenhydrate) enthält. Außerdem hilft dir die Tabelle mit guten und schlechten Kohlenhydraten. Und merk dir die Liste mit Nahrungsmitteln mit verstecktem Zucker.

Richtig gefährlich wird es bei sogenannten »Light«-Produkten. Das sind die größten Mogelpackungen, da kriege ich wirklich oft zu viel. Die versprechen einem, dass man Kalorien spart und einen guten Geschmack hat, aber das ist alles nur möglich durch den Einsatz von Zucker. »Light Salami« und so weiter. Das hört sich doch toll an, um ein paar Kalorien zu sparen, aber trotzdem das leckere Produkt zu essen. Leider wird bei diesen Produkten immer gut getrickst. Natürlich sind Kalorien und Zucker reduziert worden, aber es sind immer noch zu viel Zucker und Kalorien oder aber künstliche Süßstoffe enthalten. Nur weil auf einer Chipstüte »light« draufsteht, heißt es nicht, dass daraus ein gesundes Lebensmittel wird – leider. Denn mir schmecken Chips auch sehr gut. Aber ich weiß genau, dass ich die Light-Produkte wie eine »normale« Süßigkeit oder Knabberei sehen muss anstatt als etwas Gesundes. Lass also lieber die Finger davon; und wenn, dann genieße auch die Light-Produkte nur in Maßen.

Wenn du Begriffe wie Laktose, Ahornsirup, Dextrose, Fruktose, Galaktose, Glukose, Honig, Maissirup, Maltodextrin, Melasse, Saccharose, Saftkonzentrat oder Sorghum bicolar liest, ist das versteckter Zucker, auch bei Light-Produkten! Ganz mies sind auch Fruchtsäfte, Smoothies, manche Milchprodukte und Honige, von denen man eigentlich denkt, dass sie gesund sind. Aber auch da gibt es viele Werbetricks.

Bei Alkohol weiß man eh, dass er schlecht für den Körper ist, aber man denkt zuerst an den Alkohol und die Kalorien. Die Kalorien, aus denen Alkohol besteht, sind vor allem schlechte Zucker, das kommt also noch dazu. Ich trinke selten Alkohol, weil ich weiß, dass er meinem Körper nicht guttut. Nicht nur, weil Alkohol unglaublich viele Kalorien hat.

Sondern vor allem, weil er den Stoffwechsel total ausbremst. Sobald Alkohol im Blut ist, wird zunächst der Alkohol vom Körper abgebaut. Alles andere – zum Beispiel Muskelaufbau und Fettverbrennung – ist dann erst mal gestoppt und steht hinten an. Das ist wirklich nicht das, was ich will, deshalb trinke ich nur ein- bis zweimal pro Woche Alkohol, und das auch nur sehr wenig. Ein Kölsch abends mit den Jungs und das war's!

Wenn ich dann mal Alkohol trinke, dann immer in Verbindung mit Wasser. So bewahre ich mich vor Kopfschmerzen und Übelkeit. Das ist echt der einfachste Trick, das musst du auch mal probieren! Oder du lässt den Alkohol gleich ganz weg, das ist noch besser.

Achte darauf, dass der versteckte Zucker in den folgenden Lebensmitteln sich vor dir versteckt:
- Toastbroat
- Brötchen
- Süßstoff für Kaffee
- Alkoholhaltige Getränke
- Lightprodukte
- Sportgetränke
- Säfte
- (Frucht-)Joghurt
- Eiweißriegel

Jetzt denkst du vielleicht, dass du alles, was schmeckt, aufgeben musst. Aber so ist es nicht. Dazu verrate ich dir später noch ein Geheimnis. Du musst aber auf jeden Fall auf diesen versteckten Zucker achten, der macht dich sonst wirklich fertig! Die Umstellung, auf diese Dinge zu verzichten, kann so schlimm sein, wie mit dem Rauchen aufzuhören. Denn Zucker macht tatsächlich genauso abhängig wie Rauchen, das ist medizinisch bewiesen. Es ist aber leicht, davon wegzukommen, wenn man stattdessen andere leckere Sachen isst. Schau dir dazu ab Seite 149 die Ernährungspläne an, die ich aufgeschrieben habe. Wenn du dich an die hältst, hast du gar keinen Bock mehr auf den alten, ungesunden Fraß!

Eine weitere Hilfe im Zuckerdschungel ist der glykämische Index (GI abgekürzt). Das ist eine Zahl, die angibt, wie der Zucker auf den Körper wirkt. Die höchste Zahl ist 100. Puderzucker, Zuckerstücke, Schokolade oder Salzstangen

haben diese Zahl. Je einfacher die Kohlenhydrate, desto höher der Wert. Bei einem Wert von 30 handelt es sich um ein Lebensmittel mit niedrigem GI. Dazu zählen zum Beispiel Gemüse oder Bohnen. Je komplexer die Kohlenhydrate, desto niedriger die Zahl. Der GI eines Lebensmittels steht leider nicht auf den Nahrungsmittelverpackungen. Aber du kannst dir eine Tabelle mit vielen GI-Werten leicht aus dem Internet holen.

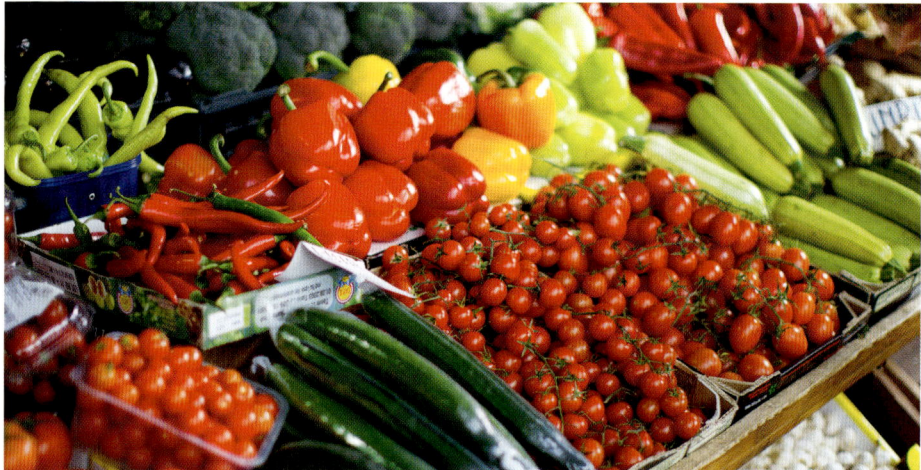

Gemüse hat einen niedrigen glykämischen Index (GI). Du kannst dich davon so richtig satt essen, ohne zuzunehmen.

KOHLENHYDRATE

»Kohlenhydrate« ist der Fachausdruck für Zucker. Wie Protein und Fett sind Kohlenhydrate ein Makronährstoff, also ein Hauptbestandteil eines Nahrungsmittels. Kohlenhydrate sind wichtige Energielieferanten für den Körper. Sie sorgen dafür, dass du Energie für Bewegung und Denken hast. Sie sollten immer im Zusammenhang mit Fett gesehen werden, denn wenn ein Lebensmittel eine hohe Menge sowohl an Kohlenhydraten als auch an Fetten aufweist, ist das für eine gute Ernährung viel zu viel Energie. Das ist zum Beispiel bei Burgern, Fritten, Kuchen, Keksen, Schokolade, Pizza oder Nudeln mit Sahnesauce der Fall. Außerdem steigern Kohlenhydrate den Ausstoß des körpereigenen Hormons Insulin. Und das wandelt Nahrungsfett schnell in Bauchfett um.

Nimm also nur Nahrungsmittel, die entweder einen hohen Kohlenhydrat- und niedrigen Fettanteil (zum Beispiel Obst, Reis oder Kartoffeln) oder einen niedrigen Kohlenhydrat- und hohen Fettanteil (zum Beispiel Rapsöl, fettreicher Fisch

oder Käse) haben. Wenn du abnehmen willst, empfehle ich dir ausdrücklich, lieber fettreiche und kohlenhydratarme Lebensmittel zu dir zu nehmen. Das macht satt und passt am besten zu den Trainingsplänen in diesem Buch.

GUTE UND SCHLECHTE KOHLENHYDRATQUELLEN

Gute Kohlenhydratquellen	Schlechte Kohlenhydratquellen
Hülsenfrüchte • Kichererbsen • Kidneybohnen • Linsen	**Getreide und Gemüse mit hohem GI (z. B. Mais)** eignet sich nur in geringen Mengen.
Gemüse mit niedrigem GI • Brokkoli • Karotten • Paprika • Spargel • Zucchini • Blumenkohl	**Obst mit hohem GI (Banane)** eignet sich nur in geringen Mengen.
Haferflocken (in geringen Mengen)	**Weißmehlhaltige Produkte** • Brötchen • Bauernbrot • Cerealien • Saucenbinder • Fertigsaucen • Marinade • Pizza
Vollkornprodukte • Vollkornbrot • Vollkornspaghetti	**Alkohol** • Bier • Cocktails • Harter Alkohol
Reis **Kartoffeln**	**Produkte mit hohem Anteil kurzkettiger Kohlenhydrate bzw. Zucker** • Schokolade • Kekse • Kuchen

GEHEIMNIS 4:
ICH SEHE FETT NICHT ALS FEIND

Stell dir vor, es gibt ein Lebensmittel, das macht dich schlank, bringt dir viele Vitamine, verhindert, dass du krank wirst, fördert die Konzentration, macht dich satt und schmeckt auch noch ausgezeichnet. Wo gibt es das? Was ist das?

Die Antwort lautet: jedes fetthaltige Nahrungsmittel mit gutem Fett! Und du hast richtig gelesen: Fettige Lebensmittel machen schlank. Das glaubt mir niemand, wenn ich es erzähle, aber es ist so. Der Trick ist, wie immer, die »guten« fetthaltigen Nahrungsmittel zu essen, nicht die schlechten.

Es ist zum Beispiel ziemlich schlecht, Kuchen, Croissants, Würstchen oder Müsli in Super- oder gar Billigmarktqualität zu essen. Diese Nahrungsmittel werden oft mit schlechtem Fett verarbeitet oder bestehen gleich aus schlechtem Fett. Schlechte Fette erhöhen den Cholesterinspiegel, verstopfen Arterien und können so zu Herzerkrankungen führen. Gutes Fett hingegen senkt den Cholesterinspiegel, macht die Haut geschmeidig und bringt Energie. Gutes Fett findest du zum Beispiel in fetthaltigem Fisch (etwa Lachs) oder in Rapsöl, das du zum Braten verwenden kannst.

Wenn man dann noch die Kohlenhydrataufnahme einschränkt, geht es richtig ab mit der

Fettverbrennung. Denn wenn man vor allem Fett und Proteine isst, gibt es keinen Grund für den Körper, neues Fett anzusetzen. Er wird dann das bestehende Fett am Bauch rücksichtslos verbrennen.

Das Beste ist, dass fetthaltige Nahrungsmittel auch richtig gut schmecken. Fett ist ein großartiger Geschmacksträger. Man muss halt nur aufpassen, nicht gleichzeitig viel Fett und viele Kohlenhydrate zu essen, dann geht der Schuss nach hinten los.

Es gibt auch die Möglichkeit, wenig Fett und viele Kohlenhydrate zu essen. Das macht vor allem bei Leistungssportlern Sinn, die auch Wettkämpfe bestreiten. Aber wenn du dich mit dem Trainingsplan in diesem Buch wohlfühlst, ist eine fettreiche Ernährung viel besser. Der Unterschied zwischen guten und schlechten Fetten liegt, wie auch bei Kohlenhydraten oder Proteinen, in ihrer chemischen Struktur. Du musst dir vor allem merken, dass »mehrfach ungesättigte Fettsäuren« gut für die Ernährung sind. Dieser Begriff steht auch auf

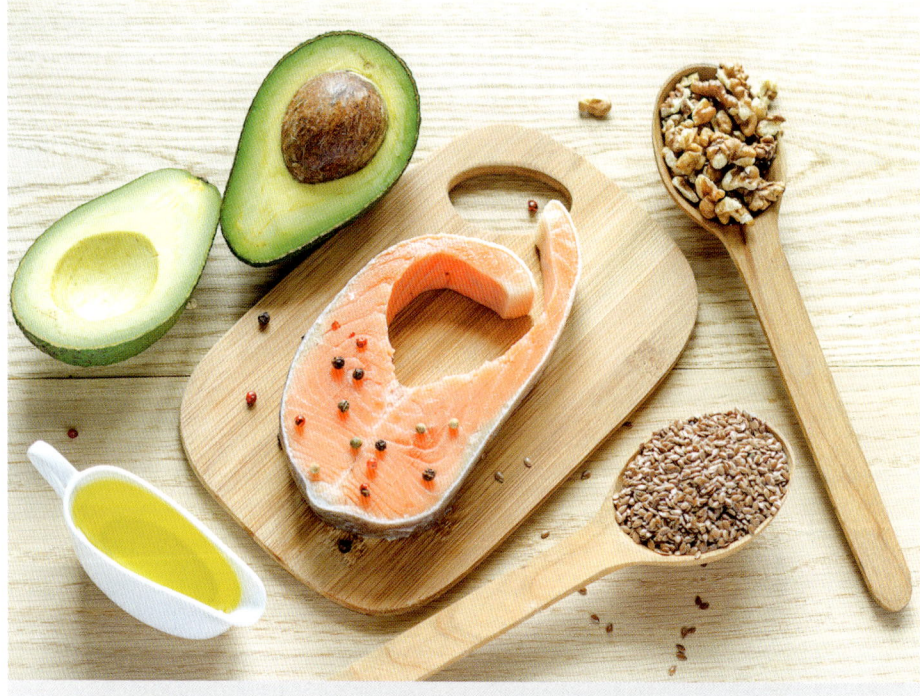

Fette Fische, Avocado, Nüsse und Samen sowie Olivenöl enthalten gute Fette.

FETT

Der Begriff »Fett« beschreibt zwei verschiedene Dinge: das Körperfett und das Nahrungsfett. Das Körperfett ist im Übermaß schlecht und nervig für uns. Das Nahrungsfett dagegen ist superwichtig und hilft sogar dabei, Bauchfett abzunehmen! Fett hat verschiedene lebenswichtige Funktionen. Es wird zum Beispiel im Körper benötigt, um Vitamine abzubauen. Wenn du Vitamine zu dir nimmst, aber kein Fett, werden sie dir nichts bringen. Außerdem gibt Fett Energie. So wie Kohlenhydrate, nur besser, weil Fett keinen Insulinausstoß verursacht und weil doppelt so viel Energie in einem Gramm Fett steckt wie in einem Gramm Kohlenhydrate.

den Nahrungsmittelverpackungen. Da steht dann aber auch mal was von »gesättigten Fettsäuren« – das sind die schlechten Fette. Man kann und muss die schlechten Fette nicht völlig weglassen, aber man muss mehr von den guten zu sich nehmen. Sonst steigt das Risiko von Krankheiten am Herzen oder Kreislaufbeschwerden wegen Bluthochdruck und so weiter. Auch dafür habe ich dir eine Tabelle gemacht.

Fett ist also sehr kalorienhaltig, es hat doppelt so viele Kalorien wie Proteine oder Kohlenhydrate. Deshalb musst du auch aufpassen, dass du Fett und Kohlenhydrate zusammen im Blick hast. Wenn du dich fettreich ernährst, musst du die Kalorien bei den Kohlenhydraten sparen. Andersrum genauso. Ansonsten ist es aber gut, dass Fett so kalorienhaltig ist, denn es macht deshalb sehr gut satt und bringt viel Energie. Man bekommt dann weniger Heißhungerattacken und ist nicht so oft schlapp.

GUTE UND SCHLECHTE FETTQUELLEN

Gute Fettquellen	Schlechte Fettquellen

Lebensmittel mit hohem Anteil »ungesättigter Fettsäuren«
• Rind
• Hähnchen
• Nüsse
  · Walnüsse
  · Mandeln
  · Pekannüsse
• Samen
  · Leinsamen
  · Kürbiskerne
• Pflanzenöl
  · Leinöl
  · Olivenöl
  · Rapsöl
• Früchte
  · Avocados
	Transfette
	• Wenn auf der Packung steht »Pflanzenfett, gehärtet« oder »teilweise hydrogenierte Fette«
	• Diätmargarine
	• Pflanzenmargarine
	• Margarine generell

Lebensmittel mit hohem Anteil an »Omega-3-Fettsäuren«
• Fischöl
  · Lachs
  · Makrelen
  · Forellen
	Lebensmittel mit hohem Anteil »gesättigter Fettsäuren«, entweder wegen der Verarbeitung oder von Natur
	• Salami
	• Croissants
	• Würstchen
	• Kuchen
	• Pizza
	• Burger
	• Kekse
	• Chips
	• Sahne

Weitere gute Fette • Butter • Vollmilch • Kokosfett	**Streich- und Kochfette** • Schmalz

GEHEIMNIS 5:
ICH SETZE MIR EIN ERNÄHRUNGSZIEL

Damit du die neuen Ernährungsgeheimnisse anwenden kannst, musst du dir ein Ziel aussuchen:

1. Muskelaufbau
2. Körperfett reduzieren
3. Gewicht halten

Natürlich wünschen sich viele von euch, gleichzeitig Muskeln aufzubauen und Körperfett zu verlieren. Aber es ist einfacher, sich auf ein Ziel zu konzentrieren. Wenn du dich nicht entscheiden kannst, was du zuerst machen sollst, dann nimm erst Körperfett ab! Denn ein schlanker Körper ist gesünder und sieht besser aus als ein kräftiger Körper mit zu viel Fettmasse.

Du brauchst ein Ernährungsziel, weil sich danach richtet, wie viel und welche Nahrungsmittel du essen solltest. Für das Ziel »Körperfett reduzieren« empfehle ich ausdrücklich, 300 kcal pro Woche zu sparen und sich nach dem Prinzip Low-Carb (englisch für wenig Kohlenhydrate) zu ernähren, also wenig Kohlenhydrate und viel Fett zu sich zu nehmen. Die anderen beiden Ziele, »Muskelaufbau« und »Gewicht halten«, erreichst du mit der Sporternährung. Hier ist das Verhältnis von Proteinen, Fett und Kohlenhydraten gesund ausgeglichen. Für das Ziel »Muskelaufbau« muss man dann noch wöchentlich 300 kcal mehr essen, während jemand mit dem Ziel »Gewicht halten« eine ausgeglichene Kalorienbilanz haben sollte.

Was es mit den Kalorien auf sich hat, erzähle ich dir jetzt … Aber erst, wenn du dir ein Ziel ausgesucht hast! Hast du? Dann schreib es jetzt mal hier auf:

Mein Ernährungsziel ist:

GEHEIMNIS 6:
ICH ACHTE AUF DIE MENGE, DIE ICH ESSE

Es gibt ja viele Experten, die über die »richtige« Ernährungsweise diskutieren. Die einen schwören darauf, dass man die Menge an Nahrung kontrollieren muss, also die Kalorienzahl. Da gibt es dann Theorien wie zum Beispiel: »Wenn du jeden Tag 500 kcal weniger zu dir nimmst, als du verbrauchst, nimmst du ordentlich an Fett ab.«

Die anderen sagen, man müsse nur die richtigen Lebensmittel essen und schon würde es flutschen mit dem Fettabnehmen oder dem Muskelaufbau. Wenn man hingegen falsche Nahrungsmittel zu sich nähme, brächte das den Hormonhaushalt durcheinander. Der Stoffwechsel würde dann träge werden und die Fettverbrennung und der Muskelaufbau würden gebremst.

Welche Ernährungsweise empfehle ich meinen Kunden? Die Antwort ist: beide! Denn es bringt nichts, wenn du zwar täglich 500 kcal weniger isst, aber die anderen Kalorien, die du verzehrst, tatsächlich deinen Stoffwechsel bremsen. Es wäre wirklich fatal, wenn du nur noch Brot mit Nuss-Nougat-Aufstrich isst und nichts anderes mehr. Denn der Nuss-Nougat-Aufstrich ist wirklich ein Muskelkiller und Fettbringer … ganz egal, wie viele Kalorien du ansonsten sparst!

Außerdem wird dir von einer einseitigen Ernährung richtig schlecht. Das wollen wir aber nicht. Wir wollen, dass es uns gut geht und dass wir abnehmen und Muskeln aufbauen, ohne zu hungern oder eklige Dinge zu essen.

Du musst also schauen, dass du sowohl auf die **Menge** als auch auf die **Qualität** der Nahrungsmittel achtest. Die »guten« Nahrungsmittel mit hoher Qualität habe ich dir in den Geheimnissen vorher ja schon genannt. Jetzt geht es um die Menge. Und die misst man mit der Einheit Kalorie.

Mit Kalorien beschreibt man, wie viel Energie ein Lebensmittel hat. Wenn du einen Liter Wasser und einen Liter Milch nebeneinanderstellst, dann hast du zweimal die gleiche Menge an Flüssigkeit. Aber beide haben einen unterschiedlichen Kaloriengehalt: Die Milch hat viel mehr Kalorien als das Wasser (Wasser hat nämlich gar keine Kalorien). Das ist gut zu wissen. Über die Kalorieninformation kannst du

erfahren, welche Auswirkungen ein Lebensmittel auf deinen Körper hat, selbst wenn du es nicht kennst. Denn jetzt vergleiche mal Milch mit Guave. Du weißt nicht, was Guave ist? Darum geht es ja. Wenn dir jemand sagt, du sollst Guave trinken und du willst wissen, was da so drin ist, dann kannst du über den Kalorienwert schon mal gucken, ob es viel Energie oder wenig hat. Guave ist übrigens eine Frucht, deren Saft in China sehr beliebt ist und mehr Kalorien (52 kcal) als Milch (48 kcal) hat.

Ich nutze bei meinen Kunden die folgende einfache Formel, mit der sie ihren Tagesbedarf an Kalorien bestimmen. Je nach Ziel wird dann die Kalorienmenge erhöht, reduziert oder beibehalten.

SO VIEL MUSS ICH ESSEN, UM MEIN ZIEL ZU ERREICHEN

		Abnehmen (Low Carb)	Aufbauen (Sporternährung)	Gewicht halten (Sporternährung)
A	Körpergewicht in kg			
B	Grundumsatz in kcal (1 kcal x Körpergewicht x Stunden pro Tag)			
C	Arbeitsumsatz in kcal (siehe Tabelle durchschnittlicher Verbrauch verschiedener Tätigkeiten)			
D	Gesamtkalorienbedarf zum Halten des Gewichts (B + C)	B + C =	B + C =	B + C =
E	Kaloriendifferenz zum Erreichen des Ziels (Achtung: Die Kalorien müssen jeden Tag erhöht bzw. verringert werden) (D – E)	Vorgabe: 400 kcal Defizit/Tag: D – 400 =	Vorgabe: 300 kcal Überschuss/Tag: D + 300 =	Vorgabe: Gesamtkalorienbedarf aus D halten D =

Wichtig: Es handelt sich bei den Kalorienberechnungen und -angaben immer um Richtwerte! Kein Mensch kann exakt so viele Kalorien aufnehmen, wie er verbraucht. Es gibt immer Schwankungen. Der Körper kann das auch locker ausgleichen. Entscheidend ist die Wochenbilanz: Wenn du über eine Woche hinweg weniger Kalorien zu dir genommen hast, als du verbraucht hast, wirst du abnehmen. Wenn du jedoch an dem einen Tag mal weniger, dann mal wieder mehr Kalorien aufgenommen hast, wirst du einfach das Gewicht halten.

Eines musst du mir übrigens versprechen: Nimm niemals weniger als 400 kcal pro Tag zu dir!!!! Das ist wirklich sehr, sehr ungesund. Du würdest nicht nur krank werden, weil dein Körper mit Vitaminen und Nährstoffen unterversorgt ist, sondern auch dick! Ja, dick! Denn weil du viel zu wenig Kalorien zu dir nimmst, schaltet dein Körper auf Notstand (Mumienmodus, siehe Geheimnis 1, Seite 133) und bereitet sich auf das Schlimmste vor.

AUS NAHRUNG WERDEN MUSKELN: DER STOFFWECHSEL

Das Wort »Stoffwechsel« ist ein Sammelbegriff für alle Umwandlungsprozesse, die im Körper ablaufen. Dazu gehören zum Beispiel das Haarwachstum, die Aufrechterhaltung der Körperwärme, Muskelbewegungen, die Fortpflanzung oder Bewegung. Damit diese Umwandlungsprozesse stattfinden können, müssen wir dem Körper etwas zum Umwandeln geben, nämlich Lebensmittel. Mit Krafttraining schaltest du den Stoffwechselturbo ein. Kein anderer Sport bringt den Stoffwechsel mehr auf Touren. Damit beschleunigen wir auch das Muskelwachstum, und das ist genau das, was wir wollen! Auch die Fettverbrennung läuft schneller ab, wenn wir Krafttraining machen.

DER GRUNDUMSATZ

Der Körper braucht ständig Energie, und das nicht nur, wenn er sich bewegt, sondern auch beim Schlafen, im Sitzen oder im Stehen. Lebenswichtige Funktionen wie die Atmung, die Aufrechterhaltung der Körpertemperatur oder die Verdauung erfordern viel Energie, ohne dass wir es merken. Man nennt die Menge, die ein Mensch in Ruhe pro Tag an Energie benötigt, seinen »Grundumsatz«. Diese Menge an Energie muss man also mindestens über die Nahrung zu sich nehmen, damit lebenswichtige Funktionen erhalten bleiben. Der durchschnittliche (!) Grundumsatz einer Frau liegt bei 1300 kcal und beim Mann bei 1700 kcal. Das sind allerdings nur Durchschnittswerte und du hast mit Sicherheit einen anderen, ganz eigenen Grundumsatz! Du kannst dich nicht darauf verlassen, dass du denselben Umsatz hast, und musst

diesen unbedingt selbst berechnen, damit du deinen Ernährungsplan auf deine Bedürfnisse zuschneiden kannst! Du kannst die hier vorgestellten Pläne nicht einfach so übernehmen, sonst nimmst du am Ende viel zu wenig oder zu viele Kalorien zu dir und wirst dick oder krank. Du berechnest den Grundumsatz am Tag ganz schnell, indem du dein Körpergewicht mit 24 (die Stunden am Tag) multiplizierst. Also bei mir $103 \times 24 = 2472$ kcal. Das Geilste ist: Je mehr Muskeln man hat, desto höher ist der Grundumsatz. Jetzt stell dir vor, du verbrauchst allein 2400 kcal am Tag, nur weil du starke Muskeln hast. Du musst nichts weiter dafür tun! Genial, oder?

DER ARBEITSUMSATZ

Mit dem »Arbeitsumsatz« ist die Menge an Energie gemeint, die dein Körper am Tag durch

Aktivität verbraucht hat. Einfach erklärt: Je mehr du dich am Tag bewegst, desto höher ist dein Arbeitsumsatz. Wenn du den ganzen Tag nur sitzt, wirst du höchstens einen Arbeitsumsatz von 200 bis 300 Kalorien haben. Wenn du hingegen zusätzlich einen der Trainingspläne aus diesem Buch durchziehst, wirst du den Arbeitsumsatz auf 600 bis 900 Kalorien erhöhen. Ein hoher Arbeitsumsatz hat nur Vorteile, denn du kannst mehr essen, ohne dick zu werden, und wirst schneller Fett verbrennen. Im Internet gibt es Tabellen, mit denen du deinen Arbeitsumsatz berechnen kannst.

DER TAGESBEDARF

Nimmst du den Grundumsatz und den Arbeitsumsatz zusammen, ergibt das den Tagesbedarf an Kalorien, den du benötigst. Den Tagesbedarf zu kennen ist wichtig, denn mit ihm kannst du herausfinden, wie viel Kalorien du pro Tag essen musst beziehungsweise darfst.

Wenn du über einen längeren Zeitraum gesehen etwa genauso viel isst, wie dein Tagesbedarf vorgibt, bleibt dein Körper genau so, wie er ist. Du hältst dein Gewicht.

Wenn du mehr isst, als du pro Tag verbrauchst, nimmst du zu. Es können sowohl Muskeln als auch Fett hinzukommen. Je nachdem, ob du Krafttraining machst oder nicht.

Wenn du weniger isst, als du pro Tag verbrauchst, nimmst du ab. Das ist im besten Fall nur Fett. Aber wenn du kein Krafttraining machst, nimmst du dann auch an Muskeln ab.

Beim Ziel **Muskelaufbau** solltest du natürlich mehr essen, als du verbrauchst. Nimm 200 bis 300 kcal mehr pro Tag zu dir, als dein Tagesbedarf es vorgibt.

Beim Ziel **Fett abnehmen** solltest du 300 bis 400 kcal pro Tag weniger essen.

Beim Ziel **Gewicht halten** isst du einfach so viel, wie du auch benötigst. Der Körper wird dann das Level halten, auf dem du dich derzeit befindest.

GEHEIMNIS 7:
ICH TRINKE VIEL WASSER

Wasser ist das unattraktivste Getränk, das es gibt, ich weiß. Es schmeckt halt nach nichts. Aber es ist nun mal das Wichtigste, was man aufnehmen muss! Der Körper besteht zu 70 % aus Wasser. Um deinen Bedarf zu decken, musst du täglich mindestens 1,5 l Wasser trinken. Wenn du das Krafttraining in diesem Buch machst, solltest du sogar 3 l Wasser trinken.

Wasser ist echt nicht mein Lieblingsgetränk, aber ich hasse es auch, Durst zu haben. Damit fühle ich mich direkt unwohl und schnell schlapp – wie eine gekochte Nudel. Richtig abgefuckt bin ich, wenn ich dann auch noch Kopfschmerzen kriege. Das liegt meist nur daran, dass ich wieder zu wenig Wasser getrunken habe. Aber ich habe da echt keinen Bock mehr drauf und stelle mir deshalb überall schon Wasserflaschen hin, dann denke ich auch ans Trinken. Ich kann mir das auch nicht erlauben, abends an der Tür Kopfschmerzen zu kriegen. Wenn da einer Stress macht, muss ich schließlich Vollgas geben können und kann nicht mit Kopfschmerzen rumheulen.

Wasser hat keine Kalorien und kann immer getrunken werden. Nur vor Limonade, Cola, Säften, Eistee oder anderen zuckerhaltigen Getränken solltest du dich in Acht nehmen! Hier ist wieder der *versteckte Zucker* enthalten, den man gar nicht bemerkt. Am besten trinkst du reines Wasser. Ob mit oder ohne Kohlensäure, ist ziemlich egal und Geschmackssache. Ungesüßter Kaffee oder Tee sind auch in Ordnung. Hauptsache, du trinkst keine Kalorien, davon hast du über feste Nahrungsmittel schon genug! Wenn du doch mal einen Saft trinkst, dann sei dir der Kalorien bewusst und nimm nur Getränke mit der Aufschrift »ohne Zuckerzusatz«. Dann bist du einigermaßen auf der sicheren Seite.

Ich achte darauf, dass ich jede halbe Stunde fünf Schluck Wasser zu mir nehme. Jeden Tag, egal zu welcher Tageszeit (außer wenn ich schlafe natürlich). Ich komme so am Tag locker auf 3 l Wasser. Das ist auch genau die richtige Menge, die man für das Muskelwachstum braucht. Schließlich benötigt jeder – wirklich jeder – Prozess in unserem Körper Wasser. Das fängt beim Muskelaufbau an und hört beim Herzschlag auf. Ganz im Ernst: Du kannst dir

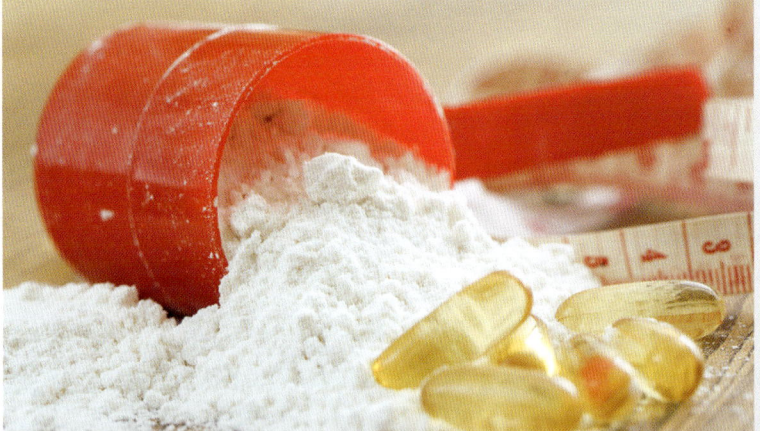

Ich halte nicht viel von Nahrungsergänzungsmitteln und verwende lediglich Proteinpulver und BCAA-Kapseln, um den Muskelaufbau zu unterstützen.

NAHRUNGSERGÄNZUNGSMITTEL

Um das Thema Nahrungsergänzungsmittel kommt man heute nicht mehr herum. Dafür gibt es zu viel Werbung und Produkte an jeder Ecke. Doch bringt das Zeug überhaupt etwas?

Kurz gesagt: Nein, man kann nicht pauschal sagen, dass Nahrungsergänzungsmittel etwas bringen. Entscheidend ist immer, dass das Training und die Ernährung stimmen. Dann kann ein Nahrungsergänzungsprodukt vielleicht zusätzlich helfen. Aber man darf keine Wunder erwarten. Nur wer hart trainiert und sich gut ernährt, wird Erfolg in Sachen Fitness haben. Man kann Ergänzungsmittel auch komplett weglassen und ein Sixpack, eine messerscharfe Brust und einen prallen Bizeps haben. Wer hingegen kaum trainiert und sich schlecht ernährt, der braucht sich keine Hoffnungen zu machen, dass ihm die Ergänzungsmittel irgendwie helfen.

Ich selbst benutze nur zwei Produkte aus dem Angebot der Nahrungsergänzungsmittel. Jedes davon aus einem anderen Grund. Es sind Produkte, die nicht auf der Dopingliste stehen und als nicht

gesundheitsgefährdend gelten. Alles andere würde ich auch niemals nehmen, dafür ist mir meine Gesundheit viel zu wichtig.

Ich nehme:
• Proteinpulver – weil es komfortabel ist, um schnell an hochwertiges Protein zu kommen.
• Aminosäure-Kapseln (auch BCAAs genannt) – da ich fast täglich trainiere, helfen mir die Tabletten, dass sich meine Muskeln schneller erholen.

Damit möchte ich aber keine Empfehlung für die beiden Produkte geben! Jeder muss selbst wissen, ob er Bedarf an Nahrungsergänzungsmitteln hat oder nicht. Wer sich dafür entscheidet, die Anfängerpläne in diesem Buch zu machen, braucht dafür garantiert keine Ergänzungsmittel, sondern sollte sich darauf konzentrieren, regelmäßig zu trainieren und gut zu essen.

Proteinshakes würde ich als das einzige Getränk mit Kalorien fest in meinen Ernährungsplan einbauen. Alle anderen kalorienhaltigen Getränke sind für mich wie Snacks.

nicht früh genug angewöhnen, viel Wasser zu trinken. Selbst wenn du bislang nur Cola, Kaffee und Alkohol getrunken hast – es ist nie zu spät, seine Gewohnheiten zu ändern!

GEHEIMNIS 8:
ICH MACHE AUCH MAL PAUSE

Man muss auch mal Pause von der ganzen Ernährungssache machen können. Einmal in der Woche trinke ich Alkohol und schlemme Kuchen, Kekse und Kartoffeln, bis ich nicht mehr kann. Voll geil! Aber nur einmal pro Woche! Sonst klappt das Ganze nicht.

Das ist dann richtig entspannend, wenn ich mal nicht an Kalorien, Fett, Kohlenhydrate und so weiter denken muss. Viel Protein aufzunehmen fällt mir ja sehr leicht, da ich Fleisch und Fisch liebe. Aber ich habe eben auch mal Bock auf Kuchen, Pizza, Chips und ein leckeres Kölsch. Das passt natürlich nicht in den Ernährungsplan. Ich habe aber die Erfahrung gemacht,

wenn ich mich eine Woche beziehungsweise sechs Tage richtig gut ernähre, kann ich am siebten Tag auch mal essen, worauf ich grad Appetit habe. Das geht aber nur, solange ich auch trainiere. Wenn ich mal nicht trainiere und dann Fast Food oder Süßigkeiten esse, merke ich sofort den Unterschied. Und den kann man dann auch ganz schnell sehen …
Also: Wenn du auch mal Bock auf ein paar Naschereien oder Fast Food hast, dann gönn dir das! Aber nur an einem Tag der Woche. Das ist dann dein offizieller Cheat-Day, an dem du machen kannst, was du willst.

Dazu gehört auch der Alkohol – einmal pro Woche geht in Ordnung, aber nicht dauernd. Auch aus allgemeinen gesundheitlichen Gründen: Du willst ja schließlich fit werden. Aber einmal die Woche ist es in Ordnung, sich etwas gehen zu lassen, solange du auch das Trainingsprogramm durchziehst.

EIN WORT ÜBER VITAMINE UND BALLASTSTOFFE

Auch wenn du dir mal einen Pausentag von der guten Ernährung gönnst, solltest du immer darauf achten, viele Ballaststoffe, Vitamine und Mineralstoffe zu dir zu nehmen. Die braucht der Körper einfach, zum Beispiel zur richtigen Verdauung oder um Haut- oder Herzkrankheiten zu vermeiden.

Wenn du also auf deinem Hamburger ein paar Salatblätter findest, lass sie ruhig drauf, die tun dir nur gut. Genauso wie Obst, Gemüse, Hülsenfrüchte und Vollkornprodukte: Alle diese Sachen solltest du einfach immer essen – Kekse und Salzstangen kannst du am Pausentag ja zusätzlich verzehren.

DAS SOLLTEST DU JEDEN TAG BEACHTEN:

Meine Geheimnisse kennst du jetzt. Ich habe sie täglich im Kopf, und zwar in zusammengefasster Form:

1. Ich esse dauernd, mindestens drei Mahlzeiten pro Tag, und lasse nie das Frühstück aus.

2. Ich liebe Proteine und esse zu jeder Mahlzeit Lebensmittel mit guten Proteinquellen.

3. Ich kenne alle versteckten Zucker und lasse sie weg, dazu zählen auch »Light«-Produkte.

4. Ich sehe Fett nicht als Feind, sondern brate zum Beispiel mein Essen mit »gutem« Fett.

5. Ich setze mir eines der Ernährungsziele »Muskelaufbau«, »Fett abnehmen« oder »Gewicht halten«. Aktuell ist es »Gewicht halten«.

6. Ich achte auf die Menge, die ich esse, indem ich meinen Tagesbedarf berechne und die Gesamtkalorien kontrolliere.

7. Ich trinke viel Wasser, denn ohne Wasser geht gar nichts.

8. Ich lasse auch mal locker. An einem Tag in der Woche esse ich alles, was ich will, und trinke auch mal ein Kölsch.

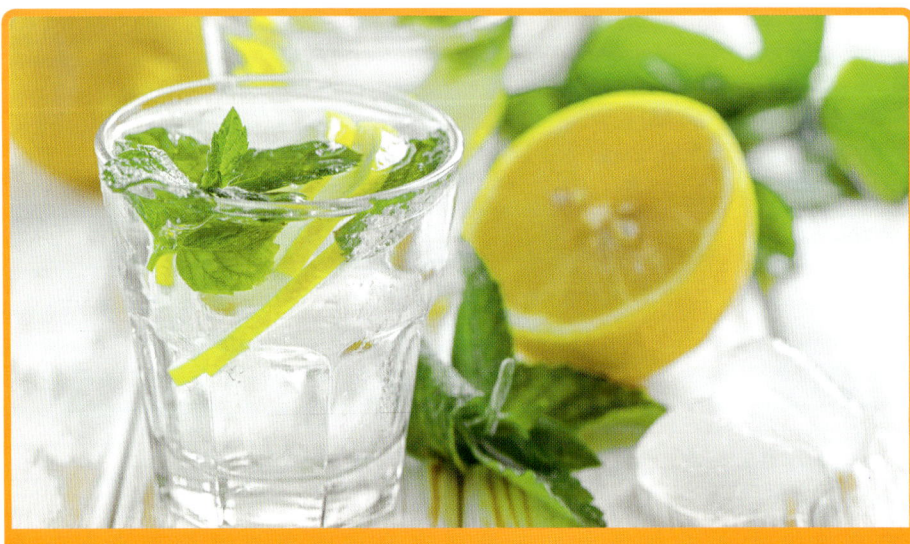

Dein Wasser kannst du zum Beispiel mit einem Spritzer Zitrone aufpeppen.

ERNÄHRUNGSPLÄNE
FÜR MEHR MUSKELN UND WENIGER FETT

Ich habe hier einige Ernährungspläne aufgeschrieben, aber das heißt nicht, dass du dich genau so ernähren solltest! Die Pläne gelten nur als **Orientierung**. Es kann gut sein, dass du einige Lebensmittel nicht magst oder sogar dagegen allergisch bist. Diese musst du natürlich ersetzen. Außerdem musst du die **Menge** an Nahrung, also die **Kalorienzahl**, an deine **persönlichen Bedürfnisse** anpassen. Du kennst ja jetzt die Regeln: Muskeln aufbauen = mehr Kalorien aufnehmen, als du verbrauchst; Fett abnehmen = weniger Kalorien aufnehmen, als du verbrauchst; Gewicht halten = so viele Kalorien aufnehmen, wie du verbrauchst. Aber nimm bitte **niemals** weniger als 400 kcal pro Tag zu dir, das hätte sehr ungesunde Auswirkungen (siehe Ernährungsgeheimnis 6).

Ich habe alle Werte zur besseren Lesbarkeit gerundet. Die Ernährungspläne sind alle für Trainingstage gedacht, an denen mehr Energie verbraucht und wieder zugeführt wird.

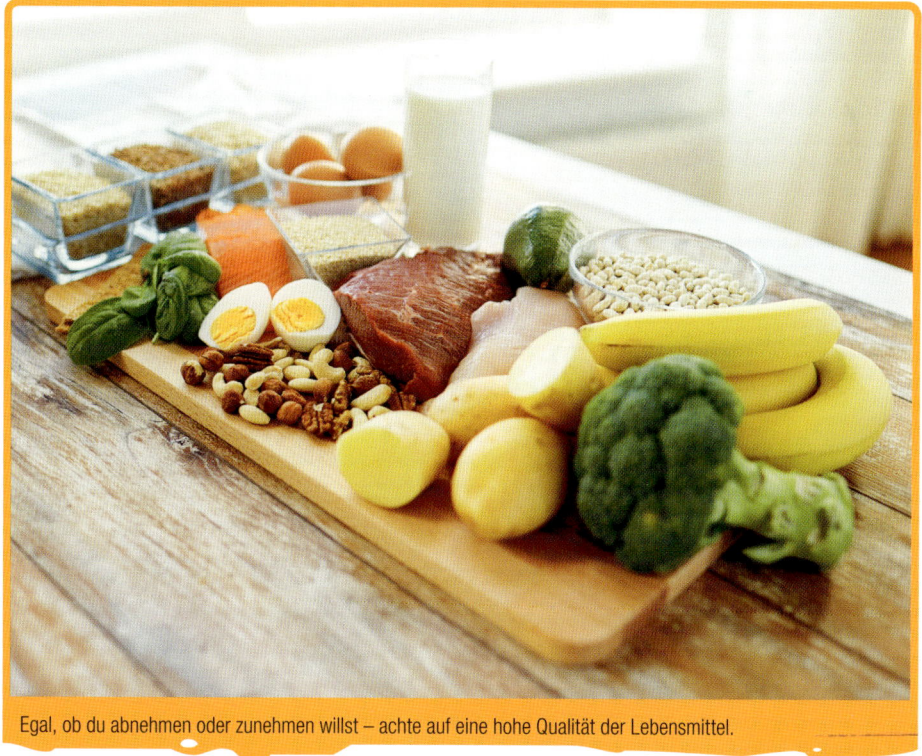

Egal, ob du abnehmen oder zunehmen willst – achte auf eine hohe Qualität der Lebensmittel.

ERNÄHRUNGSPLAN PATRICK (MÄNNER/3500 KCAL) SPORTERNÄHRUNG – FÜR DAS ZIEL »MUSKELN AUFBAUEN				
	Kcal	Protein (g)	Kohlenhydrate (g)	Fett (g)
Frühstück				
4 Scheiben Vollkorntoast	347	14	67	4
aufgestrichen mit 1 guten Esslöffel Olivenöl für den Toast	114	0	0	13
4 gehäufte Esslöffel (60 g) Honig	173	0	46	0
1 Becher (150 g) fettarmer Fruchtjoghurt	135	6	27	1
Snack nach dem Frühstück				
2 Äpfel	94	1	24	0
1 Müsliriegel	154	3	20	7
Mittagessen				
1 große Ofenkartoffel (300 g)	408	12	95	1
100 g Hähnchen	147	30	0	3
150 g Reis	183	4	40	2
1 Schüssel (125 g) Salat	15	1	2	0
1 knapper Esslöffel Olivenöl als Dressing	99	0	0	11
Snack vor dem Training				
1 Vollkornbrötchen	121	5	24	1
aufgestrichen mit ½ Esslöffel (6 g) Olivenöl	57	0	0	6
2 Portionen (200 g) Beeren, zum Beispiel Erdbeeren	54	2	12	0
Während des Trainings				
Wasser und 500 ml Apfelschorle	180	3	44	1
Direkt nach dem Training				
1 Eiweißshake	174	18	26	0
Abendessen				
1 Portion (175 g) gegrillter Lachs	308	35	0	19
½ Schüssel (150 g ungekochtes Gewicht) gekochter, brauner Reis	536	10	122	4
1 große Portion (125 g) Spinat	24	3	1	1
Vor dem Zu-Bett-Gehen				
1 Becher Fruchtjoghurt	135	6	27	1
Total	**3502**	**152**	**577**	**81**
% Energie		**17 %**	**62 %**	**21 %**

ERNÄHRUNGSPLAN CHRIS (MÄNNER/2300 KCAL)
LOW-CARB – FÜR DAS ZIEL »KÖRPERFETT REDUZIEREN«

	Kcal	Protein (g)	Kohlenhydrate (g)	Fett (g)
Frühstück				
»Schinken-Pilz-Omelette«				
2 Eigelb	109	5	1	9
6 Eiklar	103	23	1	0
2 Scheiben gek. Schinken (60 g)	66	10	2	2
1 Portion Petersilie (4 g)	3	0	0	0
1 Esslöffel Rapsöl zum Braten (10 ml)	88	0	0	10
Snack nach dem Frühstück				
»Puten-Frischkäse-Dip«				
20 g fettarmer Hüttenkäse	15	3	2	0
100 g Putenbrustaufschnitt (1 Packung)	106	21	1	2
Mittagessen				
300 g Rindersteak	334	60	3	9
200 g Brokkoli	70	5	14	1
30 g Käse (Gouda 48 % Fett i. Tr.)	110	7	0	9
2 Esslöffel (20 g) Olivenöl	177	0	0	20
100 g Heidelbeeren	93	1	20	1
Snack vor dem Training				
1 Orange (184 g)	86	2	22	0
Während des Trainings				
Wasser	0	0	0	0
Direkt nach dem Training				
1 Eiweißshake	174	18	26	0
Abendessen				
»Hähnchenbrustspieße mit Mozzarella und Basilikum«				
Hähnchenbrustspieße	106	22	1	2
1 Tennisball (125 g) Mozzarella	336	25	3	25
Tomaten-Kräuter-Sauce (100 ml)	70	1	6	4
1 knapper Esslöffel (10 g) Olivenöl	89	0	0	10
Vor dem Zu-Bett-Gehen				
½ Packung (250 g) Magerquark	168	41	10	1
Total	**2303**	**244**	**112**	**105**
% Energie		42 %	18 %	40 %

ERNÄHRUNGSPLAN JOLEEN (FRAUEN/2500 KCAL)
SPORTERNÄHRUNG – FÜR DAS ZIEL »MUSKELN AUFBAUEN«

	Kcal	Protein (g)	Kohlenhydrate (g)	Fett (g)
Frühstück				
1 Tasse (60 g) Haferflocken	220	8	38	5
300 ml fettarme Milch	141	10	15	5
1 Esslöffel (30 g) Rosinen	82	1	21	0
1 Glas (200 ml) Orangensaft	72	1	18	0
Snack nach dem Frühstück				
1 Müsli- oder Fruchtriegel	154	3	20	7
Mittagessen				
1 Bagel (90 g)	241	8	46	4
aufgestrichen mit ½ Esslöffel (6 g) Olivenöl	57	0	0	6
½ Packung (100 g) fettarmer Käse	98	14	2	4
1 Schüssel (125 g) Salat	15	1	2	0
1 guter Esslöffel Olivenöl als Dressing	99	0	0	11
Snack vor dem Training				
1 Handvoll (60 g) getrocknetes Obst (zum Beispiel Datteln oder Aprikosen)	162	2	41	0
Während des Trainings				
Wasser und 500 ml Apfelschorle	180	3	44	1
Direkt nach dem Training				
4 Reiswaffeln	129	2	29	1
1 Becher (150 g) fettarmer Fruchtjoghurt	135	6	27	1
Abendessen				
Hähnchen mit Reis	610	58	74	11
1 Portion (85 g) Weißkohl	14	1	2	0
1 Portion (85 g) Erbsengemüse	64	0	16	0
Vor dem Zu-Bett-Gehen				
1 Birne	57	0	0	0
Total	**2530**	**118**	**395**	**62**
% Energie		**19 %**	**61 %**	**20 %**

ERNÄHRUNGSPLAN ANNA (FRAUEN/1600 KCAL)
LOW-CARB – FÜR DAS ZIEL »KÖRPERFETT REDUZIEREN«

	Kcal	Protein (g)	Kohlenhydrate (g)	Fett (g)
Frühstück				
»Schinken-Pilz-Omelette«				
1 Eigelb	109	5	1	9
5 Eiklar	103	23	1	0
1 Scheibe gek. Schinken (60 g)	33	5	1	1
1 Portion Petersilie (4 g)	3	0	0	0
1 Esslöffel Rapsöl zum Braten (10 ml)	88	0	0	10
Snack nach dem Frühstück				
200 g Spargel	36	4	4	0
½ Packung (50 g) Putenaufschnitt	53	11	0	1
Mittagessen				
100 g Rindersteak	167	30	1	5
200 g Brokkoli	70	5	14	1
15 g Käse (Gouda 48 % Fett i. Tr.)	55	4	0	5
1 knapper Esslöffel (10 g) Olivenöl	88	0	0	10
50 g Heidelbeeren	46	0	10	0
Snack vor dem Training				
1 Orange (184 g)	86	2	22	0
Während des Trainings				
Wasser	0	0	0	0
Direkt nach dem Training				
1 Eiweißshake	174	18	26	0
Abendessen				
»Hähnchenbrustspieße mit Mozzarella und Basilikum«				
Hähnchenbrustspieße (100 g)	106	22	1	2
½ Tennisball (60 g) Mozzarella	168	12	1	12
Tomaten-Kräuter-Sauce (100 ml)	70	1	6	4
1 knapper Esslöffel (10 g) Olivenöl	88	0	0	10
Vor dem Zu-Bett-Gehen				
¼ Packung (125 g) Magerquark	84	10	5	0
Total	**1627**	**152**	**93**	**70**
% Energie		37 %	93 %	70 %

ERNÄHRUNG ERNÄHRUNGSPLÄNE

ZUM SCHLUSS

Am liebsten würde ich ja einfach mit dir zusammen trainieren gehen. Dann könnten wir uns kennenlernen, persönlich austauschen und gemeinsam Spaß beim Training haben. Falls du Fragen hättest, könnte ich sie dir direkt beantworten, und ich würde deine Fortschritte mit eigenen Augen sehen. Leider ist das aber nicht möglich. Ich wohne in Köln und hab super viel zu tun. Fast täglich trainiere ich Kunden und Freunde von mir, um ihnen zu einem fitten Leben zu verhelfen. Nicht nur Joleen, Chris und Anna sind hin und wieder meine Kunden gewesen. Auch mit Inka, Valentin und Steffen drehe ich oft meine Runden durch die Kölner Parks.

Weil ich trotzdem am liebsten jeden Einzelnen von euch trainieren möchte, habe ich dieses Buch geschrieben. Was hältst du davon, wenn du mal auf meine Facebook-Seite gehst und mir von deinen Fortschritten berichtest? Ich lese mir deine Nachricht sehr gerne durch. Ich kann nur leider nicht jede Frage beantworten, weil ich ja auch so schon viele Leute am Tag berate.

Es hat mir sehr viel Spaß gemacht, dieses Buch zu schreiben. Es war eine komplett neue Erfahrung. Sonst habe ich immer persönlich mit den Menschen geredet. Auf diese Art kann ich aber noch mehr Menschen weiterhelfen, so wie dir zum Beispiel.

An dieser Stelle ist auch von meiner Seite ein Dank angebracht. Der geht an alle, die mir geholfen haben, dieses Buch zu verwirklichen. Allen voran danke ich Petra, die mir Mut gemacht und mich auf die Idee gebracht hat, dieses Buch zu schreiben. Sie ist echt die coolste Verlegerin der Welt. Ohne Petra könntest du dieses Buch jetzt gar nicht in

den Händen halten. Sie hat an mich geglaubt. Danke! Außerdem danke ich natürlich meinen Freunden. Vor allem Joleen, Chris und Anna, weil sie mir für die Fotos und die Übungen zur Seite gestanden haben. Ich danke aber auch den Leuten, die nicht an mich geglaubt haben. Denn das hat mich nur noch mehr angetrieben. Wegen der Menschen, die meinten, ich würde dieses Buch niemals auf die Reihe kriegen, bin ich nur noch ehrgeiziger geworden. Und nur darum kann ich dir jetzt helfen, eine fitte, selbstbewusste Maschine zu werden.

Ich hoffe, du konntest mit meinen Tipps etwas anfangen! Und tu mir bitte den Gefallen und bleib immer in Bewegung. Bewegung ist nicht nur wichtig, um gut auszusehen, sondern auch sonst für die Gesundheit, auch die seelische. Vielleicht kriegst du ja ein paar Freunde oder Freundinnen organisiert, mit denen du zusammen Sport machen kannst. Das ist wirklich das Beste, weil du dann gar nicht richtig merkst, dass dein Körper trainiert, und du auch noch jede Menge Spaß dabei hast. Es kommt ja nicht darauf an, dass du unbedingt meinen Trainingsplan machst oder den von jemand anderem. Es kommt vor allem darauf an, dass du dich regelmäßig bewegst und dich möglichst gesund ernährst. Dann wirst du deine Ziele auch erreichen.

Vielen Dank, dass du mein Buch gelesen hast. Das bedeutet mir wirklich viel! Ich wünsche dir ganz viel Spaß beim Training und bei dem Abenteuer, einen neuen Körper zu bekommen. Ich bin sicher, dass du dich dabei auch insgesamt wohler fühlen wirst.

Hau rein, dein Patrick

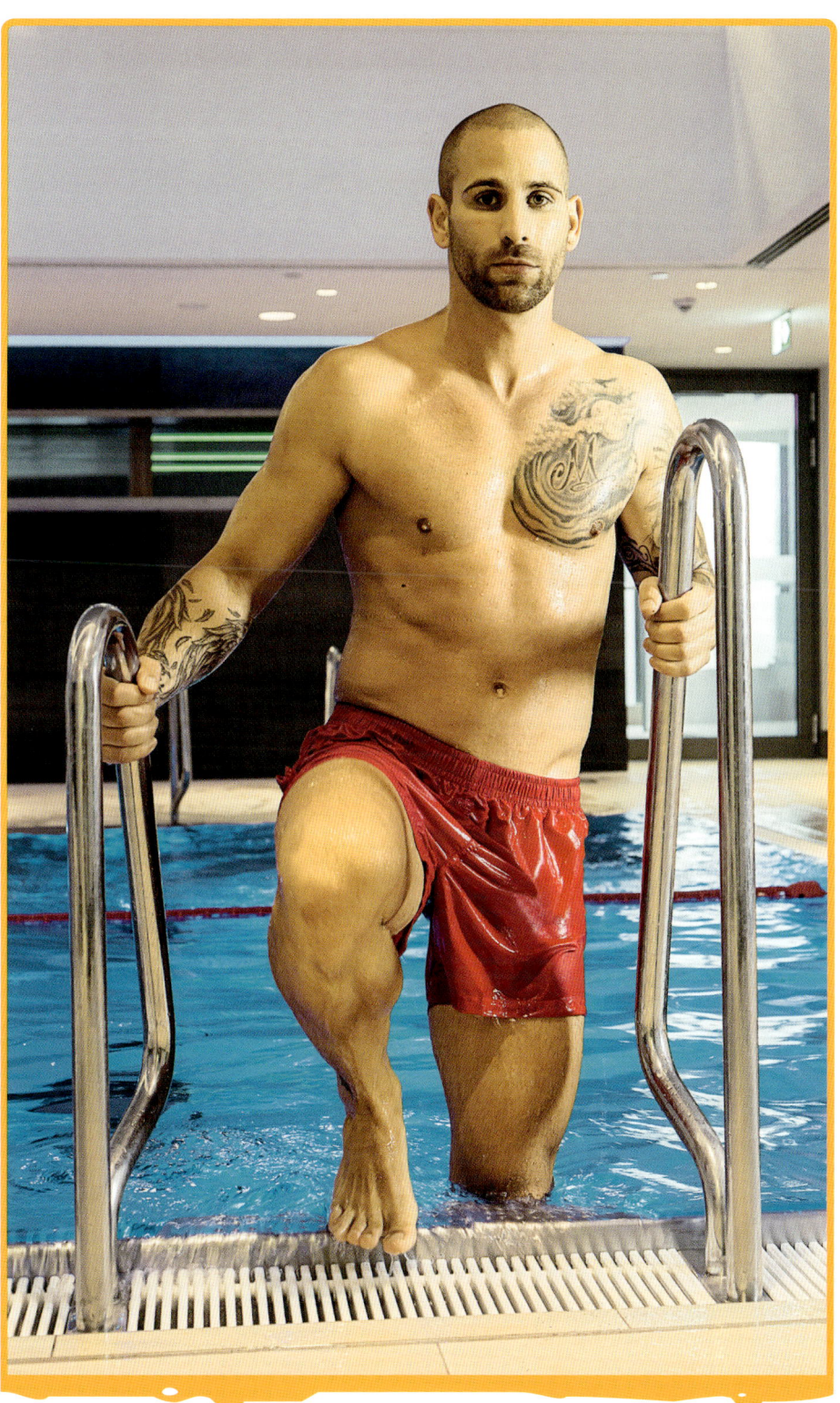

ÜBUNGSÜBERSICHT

ÜBUNGSÜBERSICHT

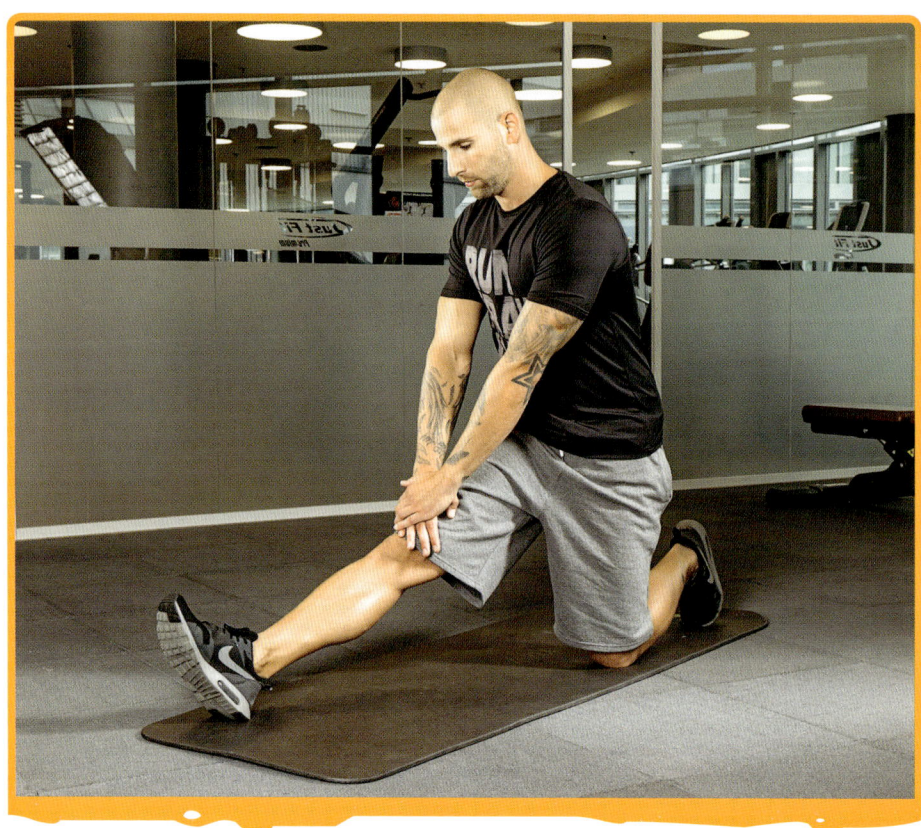

TRAINING IM STUDIO

TRAINING ZU HAUSE

DANKE

Alle Studiobilder in diesem Buch wurden im Just Fit Premium Club 18 im Mediapark in Köln geshootet. Verlag und Autor bedanken sich ganz herzlich bei Just Fit für die tolle Zusammenarbeit.

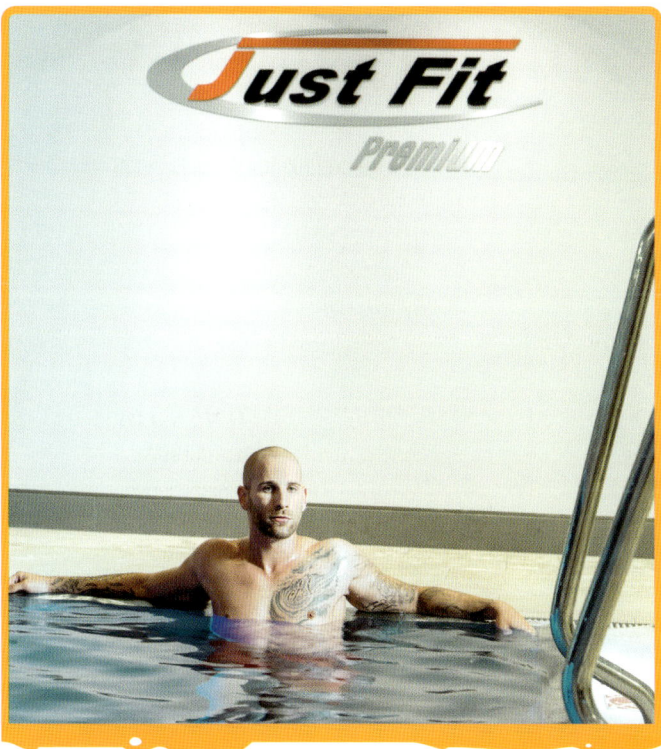

BILDNACHWEIS

Fotografien:
Umschlagvorderseite, S. 8–26, 29, 32–53, 56–65, 68–79, 81, 84–105, 108–130, 155–159: David Klammer/laif
Umschlagrückseite, S. 6, 28, 30, 54, 66, 80, 82, 106: © RTL II/Stefan Behrens
S. 135: © shutterstock/alexpro9500
S. 138: © shutterstock/Goran Bogicevic
S. 140: © shutterstock/alexpro9500
S. 146: © shutterstock/naito8
S. 148: © shutterstock/Sea Wave
S. 149: © shutterstock/Syda Productions
Illustrationen:
S. 11, 38–55, 62–67, 70–81, 90–107, 114–131, 133: © Happy Art – Fotolia.com
S. 29, 38–55, 62–67, 70–81, 90–107, 114–131: © Colorlife – Fotolia.com
Hintergrundgrafik:
S. 4–159: © RTL II